中风患者自我管理手册

第2版

关风光　主编

科学出版社
北　京

内 容 简 介

本书是第2版，全书系编者在系统总结与归纳多年临床经验的基础上，参考有关专业书籍资料以及临床实践标准，针对中风患者及其家属在生活中遇到的问题和处理方法编写而成的。全书共10个部分，内容涉及中风相关知识、安全用药管理、日常膳食管理、生活起居管理、情志管理、康复锻炼管理、偏侧空间忽略、并发症预防、中医特色康复及社会家庭和人际关系管理。书中图文并茂、深入浅出，示例得当切题、简明准确，有较强的实用性、知识性和创新性。

本书可供康复护理工作者、社区卫生工作者、中风患者及其家属护理人员阅读参考使用，也可作为一般大众的科普读物。

图书在版编目（CIP）数据

中风患者自我管理手册 / 关风光主编．—2版．—北京：科学出版社，2023.12

ISBN 978-7-03-076835-3

Ⅰ．①中…　Ⅱ．①关…　Ⅲ．①中风－防治－手册　Ⅳ．①R743.3-62

中国国家版本馆CIP数据核字(2023)第211515号

责任编辑：李　杰　郭海燕 / 责任校对：刘　芳

责任印制：赵　博 / 封面设计：北京十样花文化有限公司

科学出版社 出版

北京东黄城根北街16号

邮政编码：100717

http://www.sciencep.com

北京建宏印刷有限公司印刷

科学出版社发行　各地新华书店经销

*

2017年5月第　一　版　开本：720×1000　1/16

2023年12月第　二　版　印张：7 1/2

2024年8月第五次印刷　字数：100 000

定价：78.00元

（如有印装质量问题，我社负责调换）

《中风患者自我管理手册》

第 2 版

编委会

主　审　陈立典

主　编　关风光

副主编　江月卿　吴珊珊

编　委　（按姓氏笔画排序）

王　芳　王玉珍　叶励新　冯锦绣

朱旗霞　庄灼梅　刘玲玲　关风光

江月卿　李淑媛　连小勤　吴珊珊

陈　花　陈一峰　林　如　林　昭

赵　岚　赵　倩　施家芳　薛媛沅

前　　言

中风作为一种慢性病，需要患者自身具备较强的疾病管理能力，以促进康复锻炼、提高生活质量、降低复发率。基于中风临床研究的新进展，我们组织编写了第 2 版《中风患者自我管理手册》。

本手册根据中风恢复期患者的自我管理现状及其相关影响因素，结合中医护理特色，从中风相关知识、安全用药管理、日常膳食管理、生活起居管理、情志管理、康复锻炼管理、偏侧空间忽略、并发症预防、中医特色康复、社会家庭和人际关系管理 10 个部分进行阐述。以表、图、视频的形式呈现，简明易懂，简便实用，易于模仿和掌握，是一部科学实用的参考书。可供康复护理工作者、社区卫生工作者及家庭护理人员参考使用。

本书编写过程中得到福建中医药大学附属第二人民医院领导高度重视和大力支持、医护同仁们的积极参与和无私帮助，在此表示衷心感谢！本书虽经反复讨论、修改和审阅，由于编者水平所限，对书中的纰漏和不足，祈望专家、同行及广大读者不吝指正。

编　者

2023 年 12 月

目　　录

第 1 部分　中风相关知识

中风流行病学

“中风”是脑卒中的又称。我国每年有 350 万人因中风死亡，2016 年中国脑卒中大会上，与会专家强调，目前我国确诊慢性病患者约 2.6 亿人，脑血管病被列为第一致死病因。

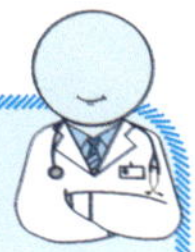

- 每个人一生中有 1/6 的概率患中风；
- 中国居民每年因中风死亡人数约 350 万；
- 全球每 6 秒会有 1 人死于中风，每 2 秒会有 1 人发生中风，并且不分年龄和性别；
- 全球 3000 万中风患者，多数因此而留下残疾；
- 小于 45 岁的患者已接近全部患者的 1/5。

中风简介

中风中最常见的类型是缺血性脑卒中，主要包括脑血栓形成和脑栓塞，原因是脑供血动脉内形成血栓或者被来自身体其他部位的栓子所堵塞，导致相应部位的脑组织缺血、坏死。脑组织主要是靠它的供血动脉运送新鲜血液，血液将氧气和营养物质带给脑组织，同时带走

中风的预防

二氧化碳和代谢废物。

挽救“缺血性半暗带”是关键

一旦动脉发生堵塞，脑细胞便不能产生足够的热量，核心区域的脑细胞一般在几分钟内就会停止工作，并很快的死亡，脑细胞一旦死亡便不可修复。在核心区域周边有一个区域，医学上称之为“缺血性半暗带”。

缺血性半暗带

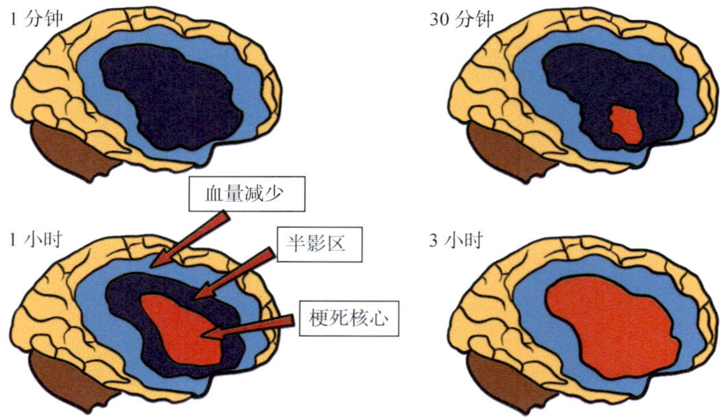

该区域的脑细胞在缺血发生以后暂时处于过渡期，如果能及时恢复血运，脑细胞可以存活，而如果继续缺血则可能发生脑细胞坏死，我们对中风患者进行抢救的重点就是要挽救这部分“缺血性半暗带”的脑细胞，使其向好的方面转化，而不至于发生坏死。

中风的特点

（1）突然起病，以局灶性神经功能缺失为共同特性的急性脑血管疾病；

（2）为中老年人重要的死亡或致残原因，预防尤为重要。

中风的危险因素

哪些因素容易导致中风

与中风发生有关的因素通常称为危险因素。国内外对中风的危险因素进行了长期、深入的研究，并将中风的危险因素归纳为如下 2 类：

第一类：无法改变的因素

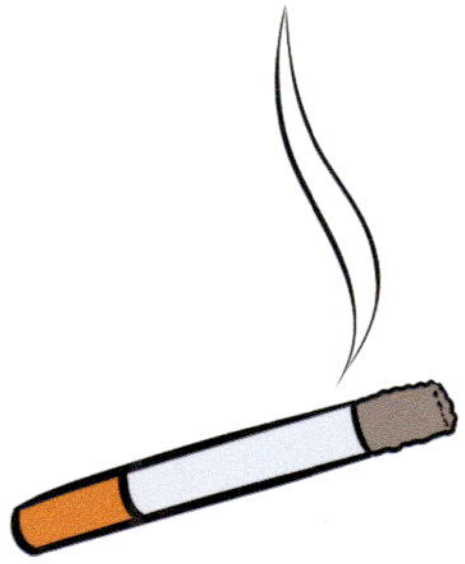

（1）年龄：年龄增高，发病率增加；

（2）性别：男性>女性；

（3）家族史：有心血管疾病家族史，家属成员发生中风的可能性也增加。

第二类：可以改变的因素

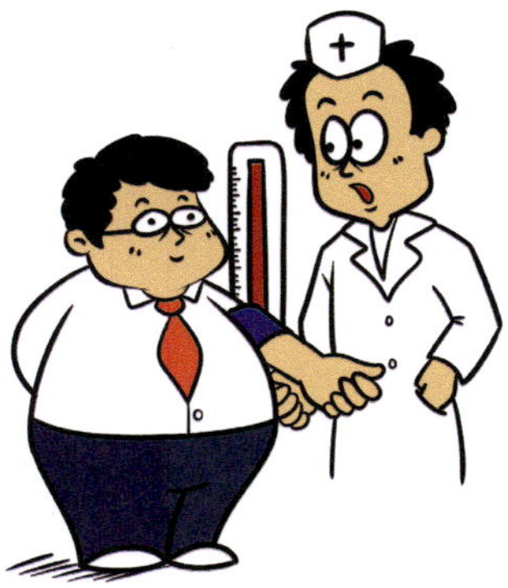

（1）高血压、高脂血症、糖尿病、房颤；

（2）吸烟、酗酒、肥胖、运动量过少；

（3）既往有冠心病，或心脏病发作史；

（4）既往有外周动脉疾病史。

上述原因可以使中风发病的可能性增加，但通过控制或合理治疗后，发病的可能性会有不同程度的降低。

为什么会发生中风

中风的最主要病因是动脉粥样硬化血栓形成。

绝大部分中风事件是发生在脑血管动脉硬化基础上的，随着年龄的增长和高血压、糖尿病、心脏病、高脂血症、肥胖、颈动脉狭窄、吸烟和家族遗传等中风易患因素的综合作用，会导致脑动脉硬化。

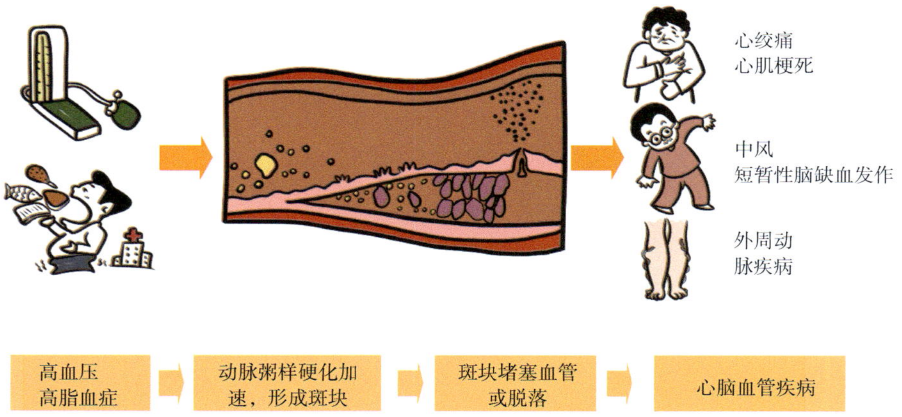

病变较轻、进展速度较慢者，不会发生明显的脑供血不足，发生中风的可能性也很小；病变较重者，可能会出现脑血管明显狭窄或者形成小动脉瘤，当受到外界环境因素的刺激时，会在脑动脉内形成血栓，造成脑梗死（缺血性脑卒中）；或者脑动脉破裂，造成脑出血（出血性脑卒中）。

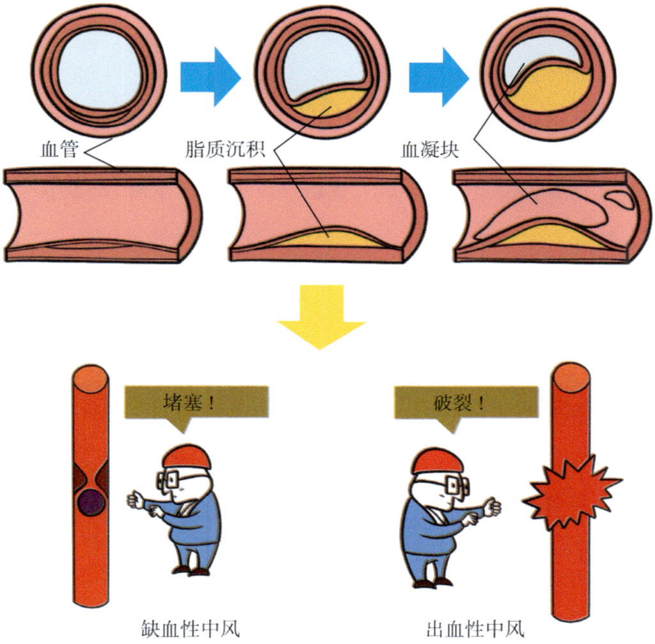

中风的分类

缺血性中风：脑血栓形成、脑栓塞。

出血性中风：脑出血、蛛网膜下腔出血。

缺血性中风	出血性中风
血栓堵塞了脑动脉，使血液无法通过，造成脑部缺氧，出现偏瘫、吞咽困难与语言障碍	发生于脑血管破裂，血液渗入脑室，造成脑内高压，压迫脑组织，导致局部血液不畅，出现意识障碍，严重可危及生命

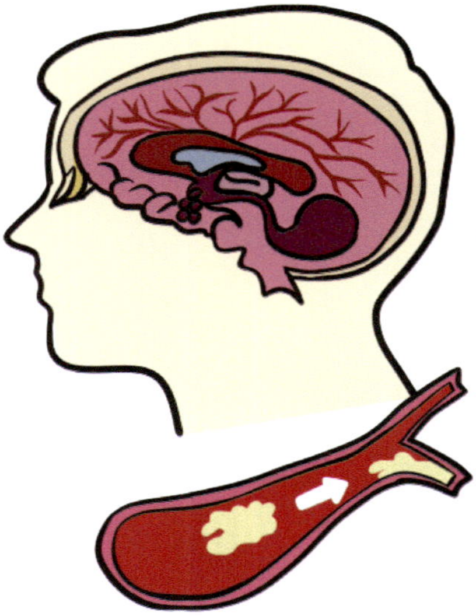

缺血性中风

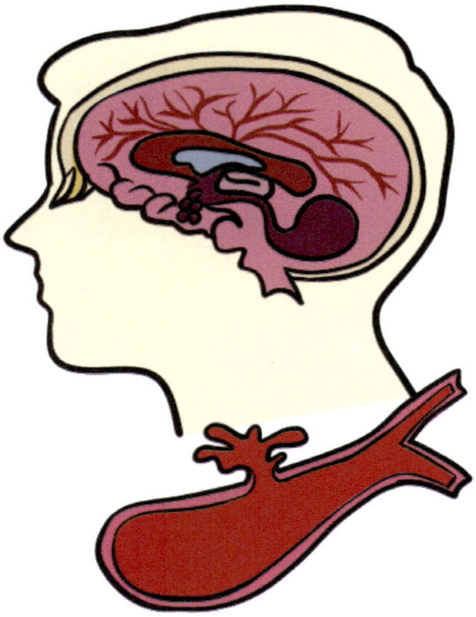

出血性中风

中风的原因

（1）高血压、脑动脉硬化：是最常见、最主要的中风病因，以年龄大的患者为多。

（2）脑动脉瘤和脑血管畸形：常见于较年轻的患者。

（3）各种血管炎：包括结核性、风湿性、结节性、红斑狼疮性、寄生虫性动脉炎和钩端螺旋体病等。

（4）各种心脏病：如风湿性心脏病、先天性心脏病、心力衰竭、心肌梗死、心房颤动。

（5）血液疾病：如白血病、血小板减少性紫癜、红细胞增多症、血友病等。

（6）代谢障碍：如糖尿病、酸中毒、碱中毒、尿毒症等。

（7）其他：如颅内感染、脑外伤、铅和一氧化碳中毒等。

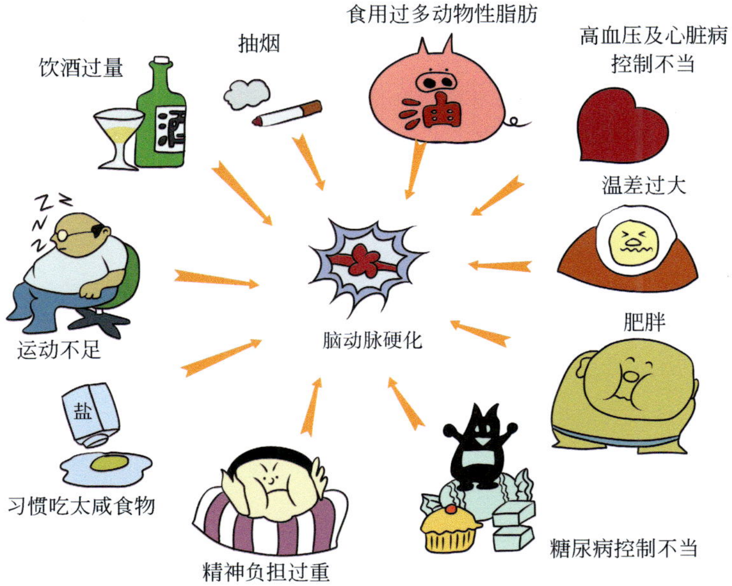
食用过多动物性脂肪
抽烟
饮酒过量
高血压及心脏病
控制不当
温差过大
运动不足
脑动脉硬化
肥胖
习惯吃太咸食物
精神负担过重
糖尿病控制不当

哪些人最容易患中风?

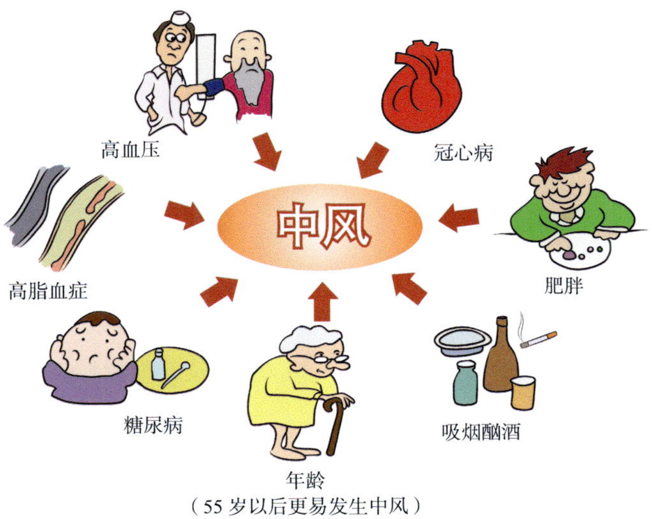
高血压
冠心病
中风
高脂血症
肥胖
糖尿病
吸烟酗酒
年龄
（55 岁以后更易发生中风）

中风先兆

短暂性脑缺血发作（TIA）：输送脑部的血液和氧气暂时中断，所致症状类似中风，持续时间很短，数分钟至数小时（不超过24小时）。因持续时间很短，病情迅速好转，常被患者及家属忽视，但是，半数以上的患者在中风发作前曾发生过TIA，并且约20%TIA患者在随后3个月内会发生中风。TIA是发生中风的重要先兆！

- 突发颜面部、上下肢或单侧肢体无力
- 突发言语障碍，或理解力下降
- 单侧或双侧视物模糊
- 突发头昏、平衡调节障碍或行走困难
- 突发不明原因的头痛

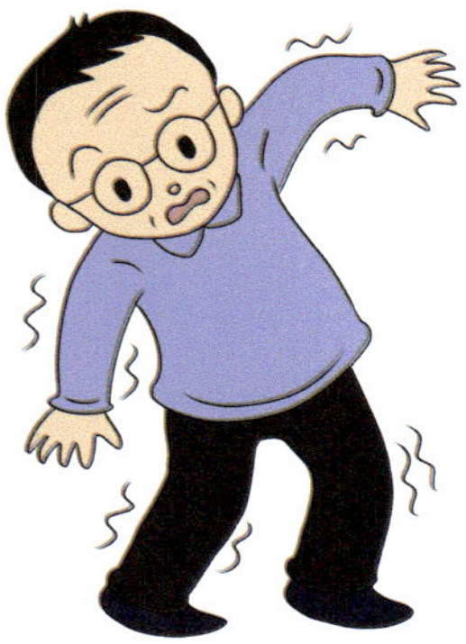

中风的主要症状

1. 面瘫 ——能微笑吗？ ——嘴角或眼角下垂吗？	2. 肌无力 ——能伸举上肢吗？	3. 言语困难 ——能吐字清晰并能进行沟通吗？

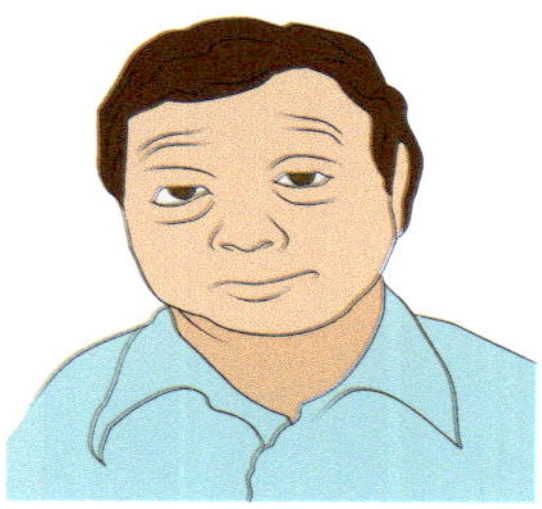

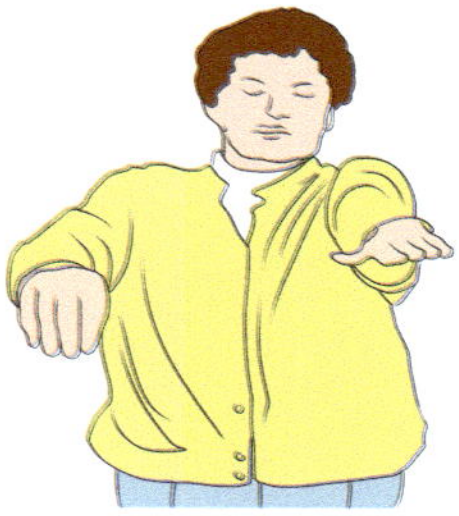

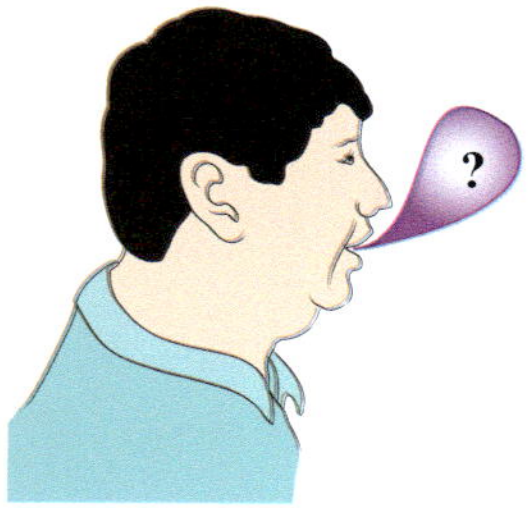

判断中风常用的检查

1. CT 平扫（NCCT）

检查目的：可准确识别绝大多数颅内出血，并帮助鉴别非血管性病变（如脑肿瘤），是疑似中风患者首选的影像学检查方法。

注意事项：必须去除被检部位的金属物品，如发夹、钥匙、钱币和含有金属物质的纽扣等。

2. CT 血管成像（CTA）

检查目的：显示颈内动脉、大脑中动脉、大脑前动脉、大脑后动脉、基底动脉和椎动脉，判别缺血性中风相关的责任血管情况（哪支血管，是否闭塞），评估侧支循环。

注意事项：碘过敏及甲状腺功能亢进患者禁止行该项检查；检查前禁食 4 小时以上；肾功能正常的患者，造影前不必停用二甲双胍，检查后应在医师的指导下停用 48 ～ 72 小时，复查肾功能正常后可继续用药；肾功能异常的患者，检查前 48 小时应暂时停用二甲双胍，检查后还需继续停药 48 ～ 72 小时，复查肾功能正常后可继续用药；必须去除被检部位的金属物品。

3. 磁共振平扫

检查目的：排除脑内出血及其他非缺血性病变；明确有无新鲜梗死灶、梗死部位及范围。在识别急性小梗死灶及后循环缺血性中风方面明显优于 CT 平扫。可识别亚临床缺血灶，无电离辐射，不需碘造影剂。

注意事项：磁共振检查时间较长、噪声较大是正常现象，一般磁共振检查时间在 20 分钟左右，要在医师指导下保持体位不动，耐心配合；患者检查前应先清空随身携带的各种物品，去除患者体外金属物体；检查者及陪检人员有下述情况者严禁进入核磁检查室检查或陪检：心脏起搏器、胰岛素泵、气管插管、人工心脏瓣膜、血管内金属支架、动脉瘤夹（非顺磁性如钛合金除外）、血管术后金属支架、人工角膜、金属假肢、部分金属假牙、早期妊娠妇女。

中风溶栓

溶栓应在中风最初的 4.5 小时内

促使“缺血性半暗带”脑细胞向好的方面转化的最有效办法就是早期溶栓治疗，使血栓溶解、动脉重新开放，血流顺利通过。但溶栓的时机有限，有一个严格的时间窗。

2018 年，《中国急性缺血性脑卒中静脉溶栓指导规范》提出：在 3 ～ 6 小时的时间窗内有适应证者可溶栓治疗。研究表明，缺血性脑卒中发病 4.5 小时内应用重组组织型纤溶酶原激活剂 (rt-PA) 的静脉溶栓疗法，不仅显著减少了患者死亡及严重残疾的危险性，而且大大改善了生存者的生活质量，在发病 6 小时内采用尿激酶静脉溶栓治疗是比较安全有效的。

3 小时内 rt-PA 静脉溶栓的适应证、禁忌证及相对禁忌证

适应证
1. 有缺血性中风导致的神经功能缺损症状
2. 症状出现＜ 3 小时
3. 年龄≥ 18 岁
4. 患者或家属签署知情同意书

续表

禁忌证
1. 颅内出血（包括脑实质出血、脑室内出血、蛛网膜下腔出血、硬膜下/外血肿等）
2. 既往颅内出血史
3. 近 3 个月有严重头颅外伤史或中风史
4. 颅内肿瘤、巨大颅内动脉瘤
5. 近 3 个月有颅内或椎管内手术
6. 近 2 周内有大型外科手术
7. 近 3 周内有胃肠或泌尿系统出血
8. 活动性内脏出血
9. 主动脉夹层
10. 近 1 周内有在不易压迫止血部位的动脉穿刺
11. 血压升高（收缩压≥ 180mmHg，或舒张压≥ 100mmHg）
12. 急性出血倾向，包括血小板计数低于 $100\times10^9/L$ 或其他情况
13. 24 小时内接受过低分子肝素治疗
14. 口服抗凝剂且 INR ＞ 1.7 或 PT ＞ 15 秒
15. 48 小时内使用凝血酶抑制剂或 Xa 因子抑制剂，或各种实验室检查异常（如 APTT、INR、血小板计数、ECT、TT 或 Xa 因子活性测定等）
16. 血糖＜ 2.8mmol/L（50mg/dL）或＞ 22.22mmol(400mg/dL)
17. 头 CT 或 MRI 提示大面积梗死（梗死面积＞ 1/3 大脑中动脉供血区）
相对禁忌证
1. 轻型非致残性中风
2. 症状迅速改善的中风
3. 惊厥发作后出现的神经功能损害（与此次中风发生相关）
4. 颅外段颈部动脉夹层

续表

5. 近 2 周内有大型外科手术或严重外伤（未伤及头颅）
6. 近 3 周内有胃肠或泌尿系统出血
7. 孕产妇
8. 痴呆
9. 既往疾病遗留较重神经功能残疾
10. 未破裂且未经治疗的动静脉畸形、颅内小动脉瘤（＜ 10mm）
11. 少量脑内微出血（1 ～ 10 个）
12. 使用违禁药物
13. 类脑卒中（stroke mimics）

注：rt-PA. 重组组织型纤溶酶原激活剂；INR. 国际标准化比率；APTT. 活化部分凝血活酶时间；ECT. 蛇静脉酶凝结时间；TT. 凝血酶时间；PT. 凝血酶原时间。后表同。

3 ～ 4.5 小时内 rt-PA 静脉溶栓的适应证、禁忌证及相对禁忌证

适应证
1．缺血性中风导致的神经功能缺损
2．症状持续 3.0 ～ 4.5 小时
3. 年龄≥ 18 岁
4. 患者或家属签署知情同意书
禁忌证
同 3 小时内 rt-PA 静脉溶栓的禁忌证
相对禁忌证
在 3 小时内 rt-PA 静脉溶栓相对禁忌证的基础上补充如下：
1. 使用抗凝药物，INR ≤ 1.7，PT ≤ 15 秒
2. 严重中风（NIHSS 评分＞ 25 分）

6 小时内尿激酶静脉溶栓的适应证及禁忌证

适应证
1. 有缺血性中风导致的神经功能缺损症状
2. 症状出现＜ 6 小时
3. 年龄 18 ～ 80 岁
4. 神志清醒或嗜睡
5. 脑 CT 无明显早期脑梗死低密度改变，并已明确排除颅内出血
6. 患者或家属签署知情同意书
禁忌证
同 3 小时内 rt-PA 静脉溶栓的禁忌证

静脉溶栓的监护及处理

1. 患者收入重症监护病房或卒中单元进行监护
2. 定期进行血压测量和神经功能评估，静脉溶栓治疗中及结束后 2 小时内，每 15 分钟进行一次；然后每 30 分钟一次，持续 6 小时；以后每小时一次直至治疗后 24 小时
3. 如出现严重头痛、高血压、恶心或呕吐，或神经症状体征恶化，应立即停用溶栓药物进行脑 CT 检查
4. 如收缩压≥ 180mmHg 或舒张压≥ 100mmHg，应增加血压监测次数，并给予降压药物
5. 鼻饲管、导尿管及动脉内测压管在病情许可的情况下应延迟安置
6. 溶栓 24 小时后，给予抗凝药或抗血小板药物前应复查颅脑 CT/MRI

溶栓中的特殊情况

心源性栓塞不是禁忌证。

月经期妇女——相对禁忌证（天坛医院经验）

妊娠和哺乳期妇女——绝对禁忌证（天坛医院经验）

溶栓的并发症

（1）脑内出血（脑实质血肿、出血性脑梗死）；

（2）溶栓继发的症状型颅内出血多发生在最初的 4 小时内；

（3）溶栓 36 小时后继发溶栓出血性极低；

（4）自发性出血转化发生率约为 5%；

（5）全身出血；

（6）再闭塞；

（7）药物过敏。

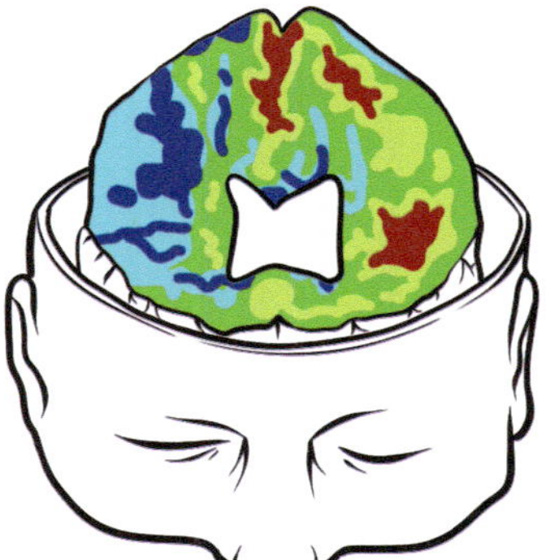

溶栓前

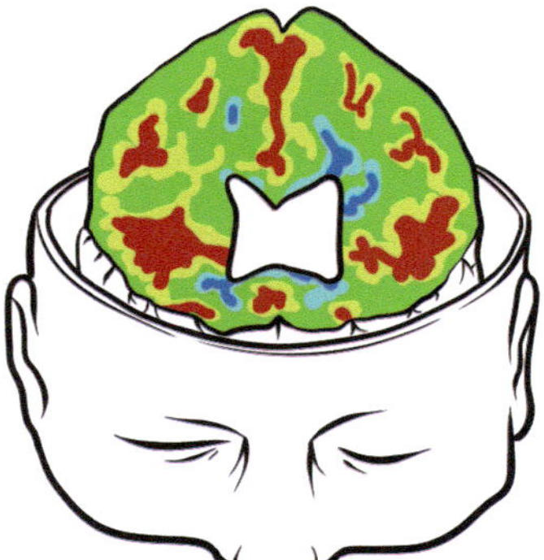

溶栓后

所以，提醒广大患者一旦出现肢体瘫痪、语言不利、偏身麻木、眩晕、恶心、呕吐、步态不稳等中风症状，一定不要在家等！应该立即拨打120，立即来医院诊治，为溶栓治疗提供时间保证。

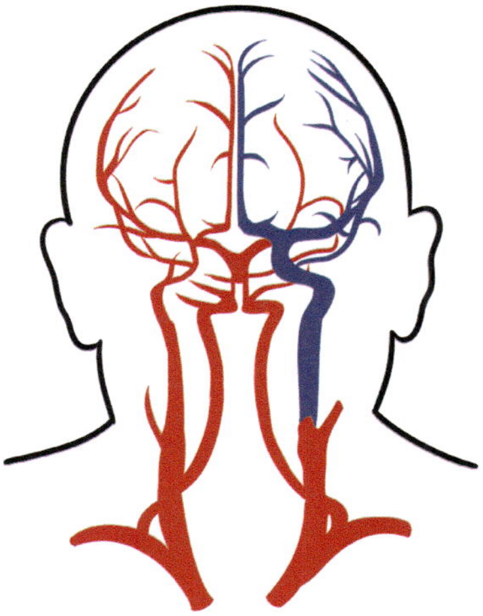

脑组织对缺血缺氧损害非常敏感！

30 秒：脑代谢发生改变
1 分钟：神经元功能活动停止
5 分钟：将发生不可逆的损害

脑血管内介入治疗——脑血管内机械取栓

血管内机械取栓：取栓治疗主要是针对颅内大血管闭塞。通过导管经血管内到达闭塞的部位，使用特殊的取栓装置将血栓取出，恢复闭塞部位血流。取栓治疗的最佳时间为发病 6 小时以内，部分患者可延长至 24 小时以内。血管内机械取栓是近年急性缺血性中风治疗最重要的进展，可显著改善急性大动脉闭塞导致的缺血性中风患者的预后。

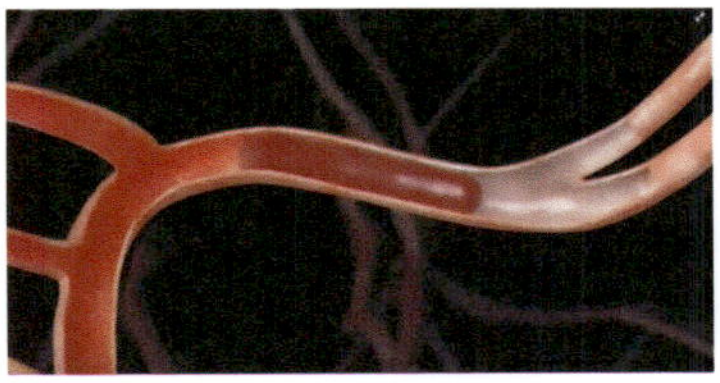

1 血栓堵塞颅内大血管导致脑梗死

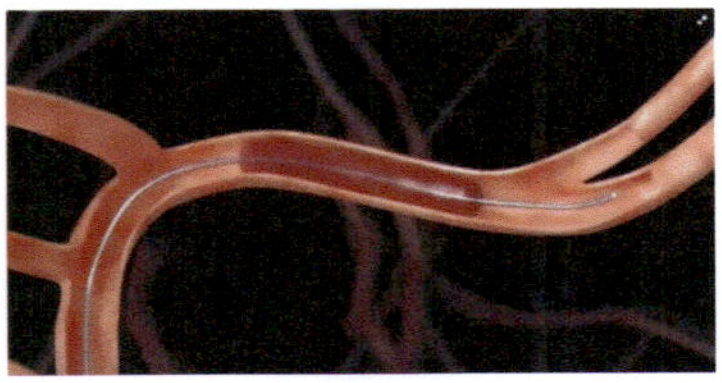

2 导管及取栓装置通过闭塞段血栓

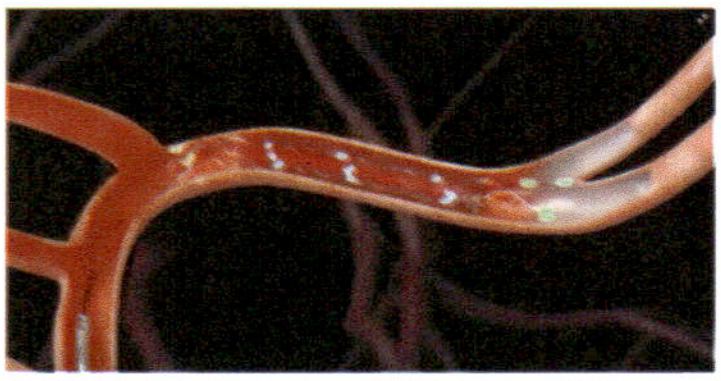

展开取栓装置
抓取血栓

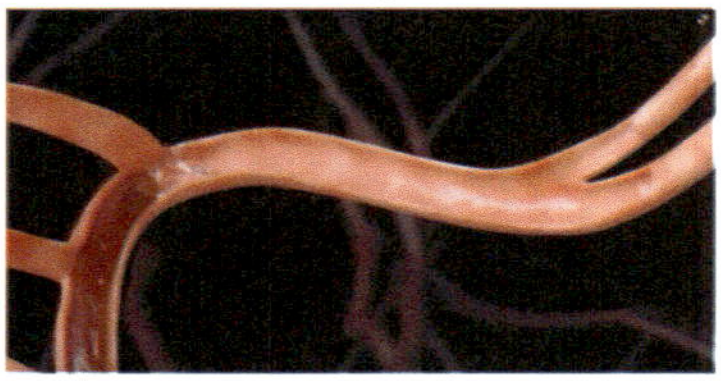

回拉取栓装置
取出血栓

注意：（1）静脉溶栓是血管再通的首选方法。如果该患者符合静脉溶栓和血管内机械取栓指征，应该先接受阿替普酶静脉溶栓治疗。（2）对存在静脉溶栓禁忌的部分患者可评估直接使用机械取栓治疗。

突遇中风时家属应采取的措施

如突然出现言语不清、一侧肢体麻木和/或无力、饮水呛咳、眩晕、剧烈头痛等症状，应考虑有中风的可能，不能惊慌失措，立即到医院就诊；如果患者病情严重，或迅速进入昏迷：

（1）应先将患者平抬到床上，头部垫一低枕，并将头偏向一侧；

（2）取下假牙，及时清除口鼻中的分泌物及痰液，防止窒息；

（3）解开衣领，保持呼吸道通畅；

（4）若有抽搐，可将小毛巾垫于上下臼齿间，防止舌被咬伤；

（5）千万不要企图唤醒患者而摇动其身体和头部。

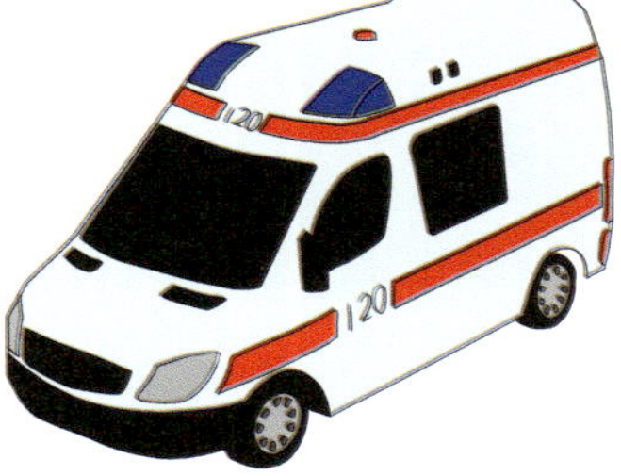

要及时拨打急救电话，120救护车及时将患者送往医院

中风早发现

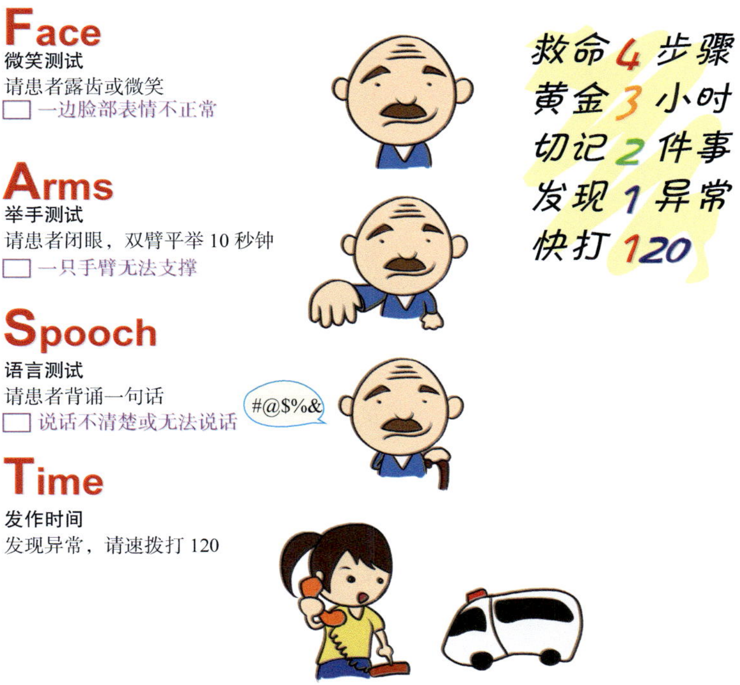

中风患者转运途中的注意事项

（1）在运送患者到医院的途中，要保护好患者，把患者平托起来使其在车上躺平；

（2）如无急救车，可用平板三轮车护送患者；

（3）沿途要有专门人员保护患者的头部，避免其头部剧烈摇晃和震动；

（4）头的位置要偏向一侧，便于呕吐物从口腔中流出，以免误入气管内发生窒息；

（5）如患者意识清楚，要多给予劝说和安慰，以免其精神过分紧张加重病情；

（6）尽量就近治疗，避免长途运送致病情恶化。

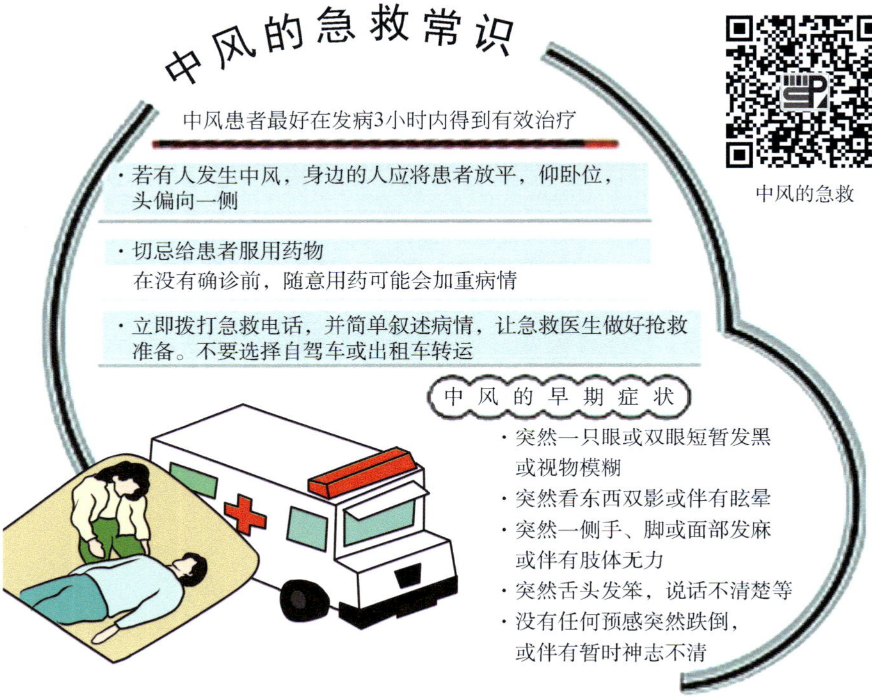

中风的急救

中风后遗症

认知障碍、运动障碍、感觉障碍、言语功能障碍、吞咽障碍、癫痫、心理或情感障碍。

中风的预测

中风发生，从表面看似乎是偶然事件，但实际上是脑血管长期受损害的必然结果。因此，了解和掌握脑血管受损害程度，可以预知中风发生的风险；针对受损的脑血管进行治疗，可有效预防中风发生。

1. 脑血管功能检查

脑血管功能检查可以通过无创伤的方法进行检测，常用的检测仪器有脑血管血流动力学检测仪、经颅多普勒超声检测仪，以及颈动脉超声检测仪，均可反映脑血管功能的综合指标。

2. 脑血管功能积分

通过脑血管血流动力学检测，能够直接获得定量反映中风发病风险的脑血管功能积分，正常人积分值为 75 分以上，50 ～ 75 分为轻度异常，25 ～ 50 分为中度异常，25 分以下为重度异常。积分值越低，脑血管功能损害越重，中风发生的风险越高，通常，75 分以下者应引起重视，进行必要的预防。

中风风险调查表

□高血压（血压≥ 140/90mmHg）或者正在服用降压药物
□高胆固醇血症或正在服用降血脂药物
□糖尿病
□心房颤动或其他心脏疾病
□睡眠呼吸障碍（打鼾）
□吸烟
□大量饮酒（每周酒精摄入≥ 300mg）
□缺乏体育运动，每周不能坚持做 3 次 （每次至少 20 ～ 30 分钟）
□膳食中含饱和脂肪酸或油脂过多
□肥胖 [体重指数（BMI）≥ 26 kg/m^2]
□年龄超过 50 岁

续表

□男性
□牙龈经常出血、肿痛，牙龈萎缩、松动、脱落
□缺血性眼病史
□突发性耳聋
具有以上危险因素 2 ～ 3 项及以上，建议接受中风筛查！

中风高危人群筛查与干预流程图

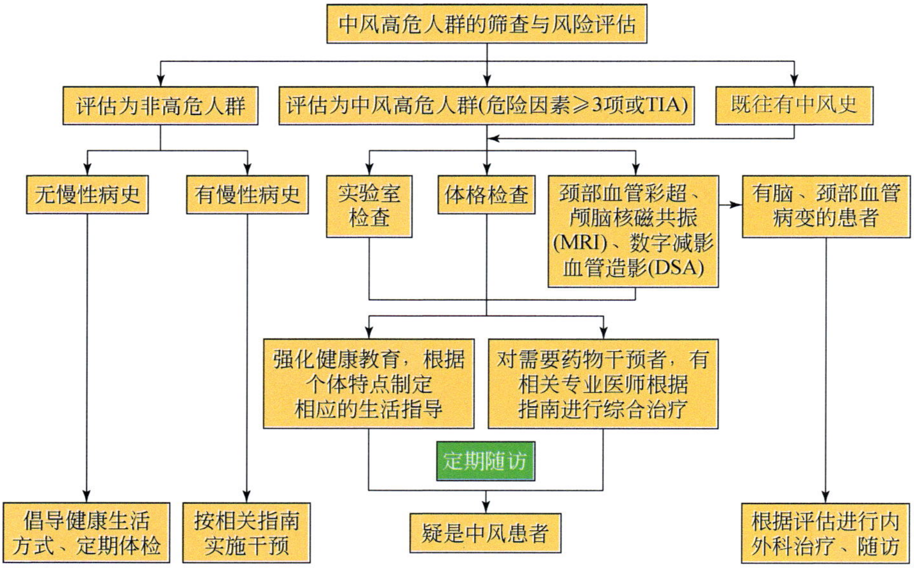

中风的预防

中风的一级预防和二级预防是减少中风发病及复发的关键。

一级预防

中风的一级预防主要针对普通大众，尤其是对具有中风危险因素的易患人群进行宣传教育和积极控制，以改变其生活行为方式和控制危险因素及药物调整为主。

1. 改变不良的生活行为方式

在生活中某些生活行为因素与中风发病的风险密切相关，如吸烟、过量饮酒、高脂饮食、久坐等生活和工作方式、长期处于精神紧张状态等。针对这些因素，应根据个体情况进行调整和改变。

2. 采取措施降低中风的发病风险

如吸烟者应戒烟或者限制吸烟量，饮酒应适量，避免过量饮酒；饮食成分中应减少动物脂肪的摄入量，多吃水果、蔬菜、鱼类、豆制品和乳制品；适量进行体力活动或体育锻炼；避免长期处于精神紧张状态，保持乐观的心态，避免过度劳累。这些措施均有助于降低中风的发病风险。

3. 积极治疗和控制中风的危险因素

中风是在高血压、糖尿病、心脏病、高脂血症和肥胖等因素的长期作用下，导致的脑血管功能损害。当脑血管功能损害到一定程度，在诱发因素的促使下而发病。因此，一旦发现自己有与中风相关的危险因素，应积极采取措施进行治疗和控制。

如高血压患者应根据医师的建议，调整好血压水平，将血压调整至 140/90mmHg 以下。心脏病、糖尿病、高脂血症、颈动脉狭窄和肥胖等患者也应该到医院就诊，根据专科医师的意见治疗和控制，并制定相应的中风预防方案。

二级预防

中风的二级预防是在一级预防的基础上，通过科学的检测手段，从中风的易患人群中筛选出高危个体，进行重点干预。

对于已经发生过中风的患者，在积极进行康复治疗的同时，预防复发的措施与上述预防首发的措施基本相同。

中风二级预防策略

（1）加强中风后用药效果的观察，尤其在24小时内，预防各项并发症的发生；

（2）及时监测血压，加强患者的血压管理，严格控制血压，保持血压稳定，使之控制在一个理想水平（收缩压140～160mmHg，舒张压80～90mmHg），加强患者药物治疗依从程度。每周定时进行体重测量，控制体重指数在理想水平；

（3）根据医嘱给予抗血小板药物治疗以降低血栓风险，对血管狭窄动脉瘤、烟雾病等进行手术干预，预防中风的再发生；

（4）劝导患者戒烟限酒，改变不良行为习惯；

（5）应注意热量的控制及营养的搭配，严格限制各种甜食，必要时可用木糖醇或其他代糖品代替；

（6）适当加强锻炼，改变好静不爱动的生活方式。此外，充足的睡眠能消除疲劳，促进器官组织的正常代谢，增加机体的抵抗力。

中风复发风险的评估

危险因素	分值	得分	风险分级
＜ 65 岁	0	9	高危：7 ~ 9 分
65 ～ 75 岁	1	8	
＞ 75 岁	2	7	
高血压	1	6	中危：3 ~ 6 分
糖尿病	1	5	
既往心肌梗死	1	4	
其他心脏病（除外房颤或心肌梗死）	1	3	
外周动脉疾病	1	2	低危：0 ~ 2 分
吸烟者	1	1	
既往 TIA 或缺血性中风病史	1	0	

中风常见的认识误区

1. 错误的观点

×. 中风不可预防；

×. 中风无须治疗（治不好）；

×. 只有老年人才会发生中风；

×. 中风后治疗 6 个月就会好。

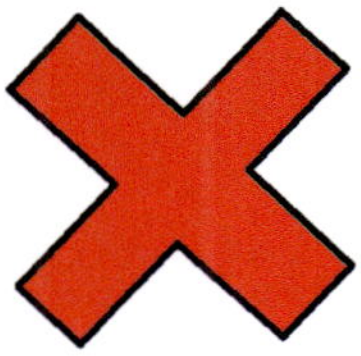

2. 正确的认知

√. 超过 80% 的中风是可预防的；

√. 发生中风应尽快就医；

√. 所有年龄段的人都可能发生中风；

√. 可能终生无法恢复。

第 2 部分　安全用药管理

选用降压药

高血压是引起中风最重要的危险因素。只有血压达标，才能有效预防冠心病、中风等心脑血管疾病的发生，一般患者的血压应＜140/90mmHg。如果血压不平稳，会出现：

中风的用药指导

（1）血压急骤升高时，容易造成出血性中风；

（2）血压太低时，容易发生缺血性中风。

高血压表现为哪些症状

头晕、头痛、颈项板紧、疲劳、心悸、视力模糊、鼻出血。

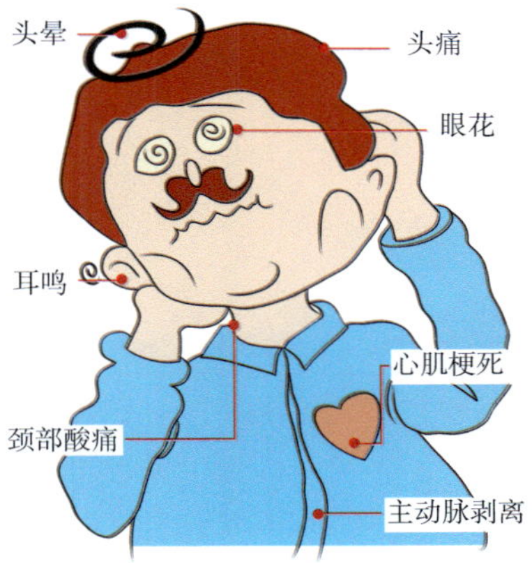

最好选用能 24 小时平稳控制血压的降压药！

（1）每天只需 1 次服用的降压药，避免多次服药使血压忽高忽低；

（2）每天 1 次服药不容易忘记，避免药物漏服引起血压波动。

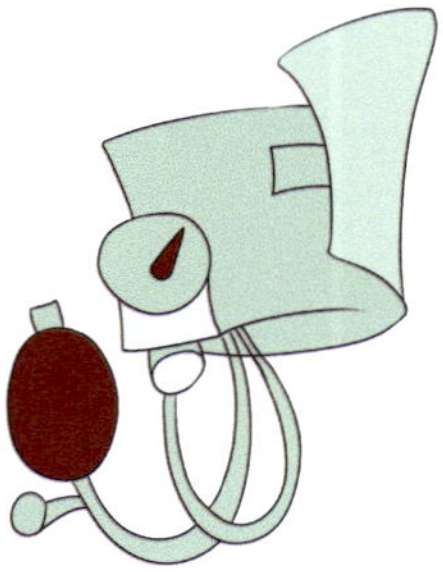

最佳服药时间

（1）早上 6 点起床后立即服用，可以有效控制晨间血压急剧上升；

（2）除夜间高血压患者之外，注意不要在睡觉前服用降压药，睡觉前服用降压药会使夜间血压降得更低，易出现脑血栓。

如果服用降压药后，血压达不到目标水平怎么办？

（1）注意自己是否仍有高盐饮食、吸烟等不良生活方式；

（2）及时和医护人员沟通，寻求解决方法。

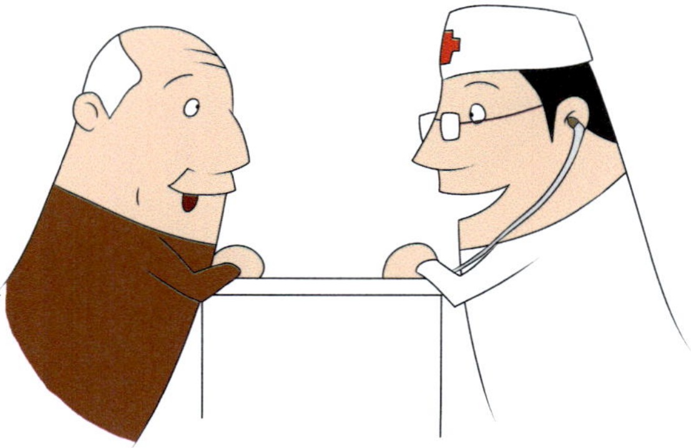

血压降下来，千万不要自己随意停药！

（1）血压降至正常不等于高血压被治愈；

（2）如果自行停药，血压会再次升高；

（3）血压忽高忽低，经常波动，容易诱发中风。

血压降至正常后怎么办？

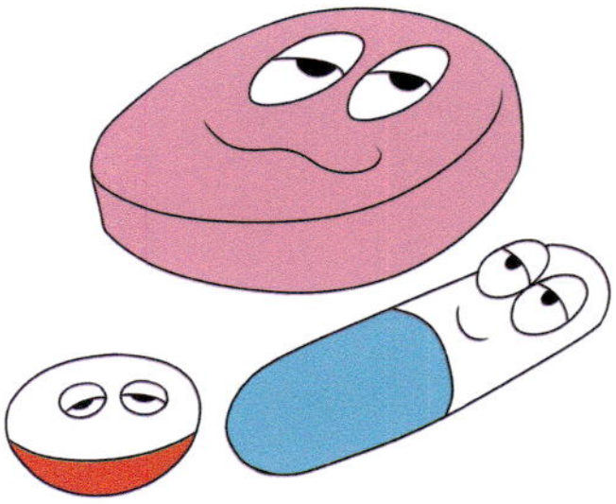

（1）不要中断服用降压药，要及时和医生沟通；

（2）在医生指导下减少服用的药物种类和剂量；

（3）长期坚持维持量治疗。

切忌降压过度

降压过度是诱发中风的重要原因。因此，必须正确应用降压药。用药过程中要坚持定期测量血压，调节剂量，切不可自己随便加大药量。

长期服用降压药的好处

（1）可以保持血压长期平稳控制；

（2）保护心、脑、肾等重要脏器，免受血压波动造成的损害；

（3）减少不良事件发生，降低病死率。

降压药物分为六大类

1. 血管紧张素转换酶抑制剂 (ACEI)

常用的有培哚普利、贝那普利、卡托普利。它是通过抑制血管紧张素转换酶的活性，减少血管紧张素Ⅱ的形成而使血管扩张发挥降压作用。

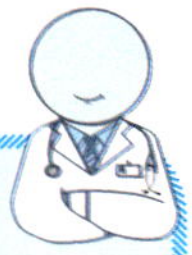

注意事项

（1）因进食后可使药物吸收减少 50%，宜空腹用药。

（2）用药过程中，可能引起咳嗽，多为刺激性干咳，可伴有咽干、咽痒等症状。请及时报告医生，一般停药 3 ～ 7 天后，症状可明显缓解。

2. 血管紧张素Ⅱ受体阻滞剂（ARB）

常用的有氯沙坦钾片、缬沙坦胶囊、坎地沙坦酯片。它最大的特点是直接与药物有关的不良反应较少，一般不引起刺激性干咳，降压作用起效缓慢，但持久而平稳。

3. α 受体阻滞药

常用的有多沙唑嗪缓释片、特拉唑嗪片、哌唑嗪片。它能选择性地与 α 受体结合，竞争性阻断神经递质，扩张血管，降低外周阻力，从而发挥降压作用。

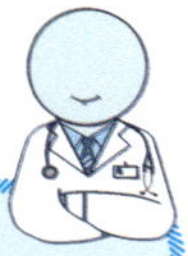

注意事项

（1）用药过程中可能引起体位性低血压，表现为从卧位或坐位起立时，发生头晕等症状。

（2）服用此类降压药后，在更换体位时动作应缓慢，在更换体位前可先做准备动作，即做些轻微的四肢活动，以避免体位性低血压的发生。

4. β 受体阻滞药

常用的有普萘洛尔片、比索洛尔、美托洛尔。它能选择性地与 β 受体结合，竞争性阻断神经递质，抑制心肌收缩力和减慢心率，从而发挥降压作用。

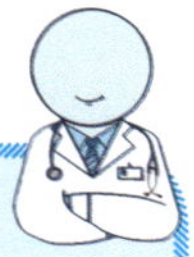

注意事项

（1）用药过程中可能会引起心率减慢。

（2）服用此类降压药后，应定时监测脉率。

5. 钙通道阻滞药

常用的有硝苯地平控释片、氨氯地平片、拉西地平片、乐卡地平片。

它是通过阻滞钙通道，松弛小动脉平滑肌，降低外周阻力，从而发挥降压作用。

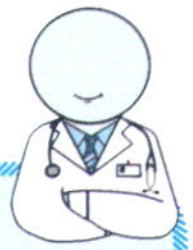

注意事项

（1）用药过程中可能出现头痛、面部潮红等。此类副作用出现与剂量有关，一般 1 ～ 2 周后可自行消失。

（2）用药过程中可能引起胫前、踝部水肿，临床上发现其与利尿剂合用时可以减轻或消除水肿症状。

6. 利尿降压药

利尿降压药是通过排钠排水，使细胞外液和血容量减少，从而发挥降压作用。

（1）排钾利尿药：用药过程中可能会出现低血钾。常用的有氢氯噻嗪片、呋塞米片、吲达帕胺胶囊。

（2）保钾利尿药：用药过程中可能会出现高血钾。常用的有螺内酯片。

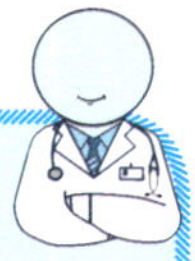

注意事项

应用利尿降压药：定期抽血，查电解质，关注血钾情况。

选用降脂药

在严格控制血压的基础上进行降脂治疗，降脂治疗可使发生中风的危险进一步降低。降脂一定要达标，降脂药物也要坚持长期服用。

高脂血症有哪些症状?

高脂血症在中风初期没有任何反应，多数是在实验室检查时才发现，可谓是“隐形杀手”，血液中过多的脂质沉淀在血管壁上，可引起动脉粥样硬化。

为什么要选用降脂药?

（1）血脂中，低密度脂蛋白胆固醇（LDL-C）对人体危害较大，降低 LDL-C 效果最好的药物是降脂药；

（2）选用降脂疗效强的降脂药，可以使用最低剂量，达到最大降脂幅度；

（3）选用无毒副作用、安全的降脂药。

常用的降脂药物有 4 类

- 胆酸螯合剂
- 烟酸及其衍生物
- 他汀类
- 贝特类

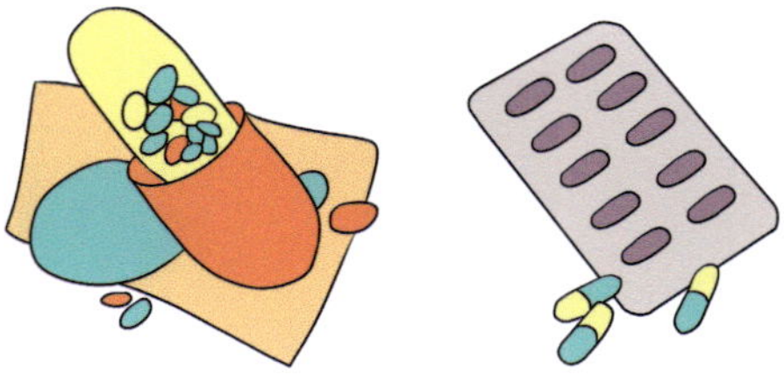

他汀是使用最广的一种降脂药物，它的疗效得到了医学界广泛的认可

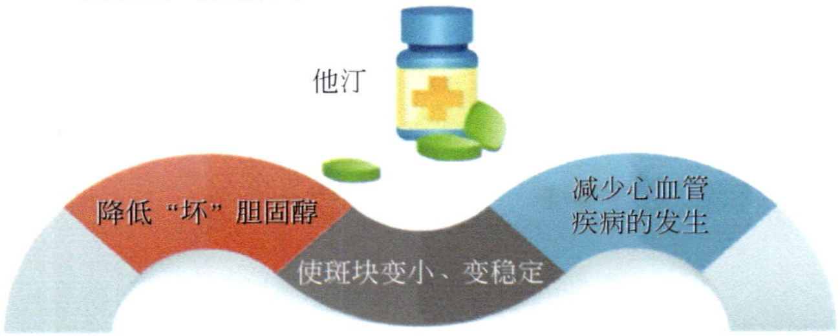

降脂目标

一般 LDL-C<100mg/dL，有冠心病、糖尿病的患者 LDL-C<80 毫克 / 分升。

检查项目	英文缩写	单位
总胆固醇	TC	mmol/L mg/dL
甘油三酯	TG	mmol/L mg/dL
高密度脂蛋白胆固醇	HDL-C	mmol/L mg/dL
低密度脂蛋白胆固醇	LDL-C	mmol/L mg/dL

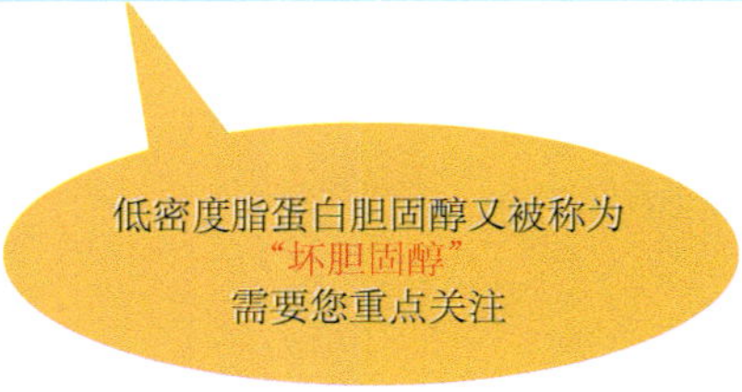

避免药物漏服的小窍门

（1）每天同一时间服药，联系每日常做的事，如刷牙、早餐、晚餐等；

（2）将药瓶放在显而易见的地方：

- 要避免儿童和宠物触及；
- 避免日光直射和潮湿

（3）使用日历提醒：

- 每日服药后在日历上做记号；
- 在日历上标注再次去医院定期随诊的日期

药物预防和治疗中风

按照专科医师的建议治疗中风，并应进行药物预防，目前肯定有效的药物有：

抗血小板药物：抗血小板治疗能显著降低缺血性中风或 TIA 患者严重心血管事件的发生风险。目前循证医学证据充分的抗血小板药物有阿司匹林、氯吡格雷、噻氯吡啶。

他汀类药物：他汀类药物如阿托伐他汀、瑞舒伐他汀等降脂药，也具有一定的防止中风发病的作用。

抗凝药物：对伴有心房颤动（包括阵发性）的缺血性中风或 TIA 患者，推荐使用适当剂量的华法林口服抗凝治疗或者新型口服抗凝剂如达比加群、利伐沙班、阿哌沙班以预防再发的血栓栓塞事件。

服用降压调脂药注意事项

（1）切忌降压、降脂过度：必须正确应用降压、降脂药。用药过程中要坚持定期监测血压、血脂、肝功能，遵医嘱调节剂量，切不可自行随意更改药量。

（2）避免情绪激动：不良情绪会影响用药效果，导致再次中风或其他并发症。因此要保持积极乐观的态度，使精神放松、情绪稳定。

（3）适当运动锻炼：剧烈活动对中风患者是不适宜的，容易造成不良后果。而散步、打太极拳等运动可有效地降低血液内的低密度脂蛋白，从而减轻动脉粥样硬化，使血压、血脂平稳下降。

（4）注意合理膳食：忌食高盐、高脂肪、高热量饮食，戒烟限酒。若连续长期进食高盐、高脂肪、高热量饮食，可使血压、血脂进一步增高，最终导致中风复发。

服用中药时要注意哪些方面

（1）中药汤剂宜温服，丸剂可用温开水送服，或化开后服用；

（2）眩晕呕吐者，服药汤剂应量少，频服，热服，可在服药前含生姜片或少许姜汁；

（3）服用降压药时定时检测血压；

（4）痰热腑实及阳闭者中药汤剂应量少，频服，凉服。

内服中成药注意事项：根据医嘱按时、按量服用，一般用温开水送服，服用胶囊不能锉碎或咬破，合剂、混悬剂、糖浆剂口服液等不能稀释，应摇匀后直接服用。

第3部分　日常膳食管理

中风患者的饮食原则

- 少吃多餐
- 细嚼慢咽
- 三四五顿
- 七八分饱
- 忌暴饮暴食
- 饮食清淡
- 戒烟限酒
- 忌辛辣刺激

中风的饮食指导

日常饮食应注意什么

- 限制脂肪摄入量
- 控制总热量
- 适量增加蛋白质摄入量
- 限制精制糖和含糖类甜食的摄入量
- 脑血栓患者食盐的用量要少
- 注意烹调用料

为什么要忌食高脂肪、高热量饮食

若连续长期进食高脂肪、高热量饮食，可使血脂进一步增高，血液黏稠度增加，动脉粥样硬化斑块容易形成，最终导致中风复发。

中风发作后吞咽障碍的营养管理

吞咽障碍——是由于下颌、双唇、舌、软腭、咽喉、食管括约肌或食管功能受损，不能安全有效地把食物由口送入胃内取得足够营养和水分的进食困难。吞咽障碍是中风后常见并发症之一。

1. 不能经口进食中风患者

对于昏迷、认知功能障碍或吞咽障碍不能经口摄食的患者，应予以鼻饲饮食。可以经口摄食的患者，但每日能量摄入不足目标量的60%，也应给予鼻饲饮食。

将易消化的流汁状饮食，如浓米汤、豆浆、牛奶、新鲜蔬菜汁、果汁等分次注入，分 5 ～ 6 次各注入混合奶 200 毫升，也可直接管喂肠内营养液。注入食物不宜过热过冷，以 37 ～ 39 摄氏度为宜。

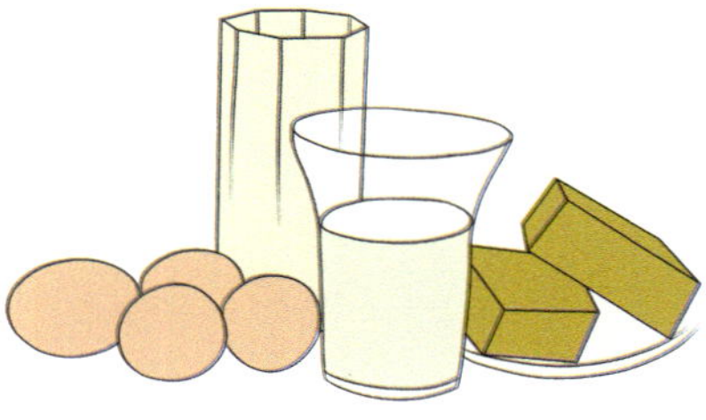

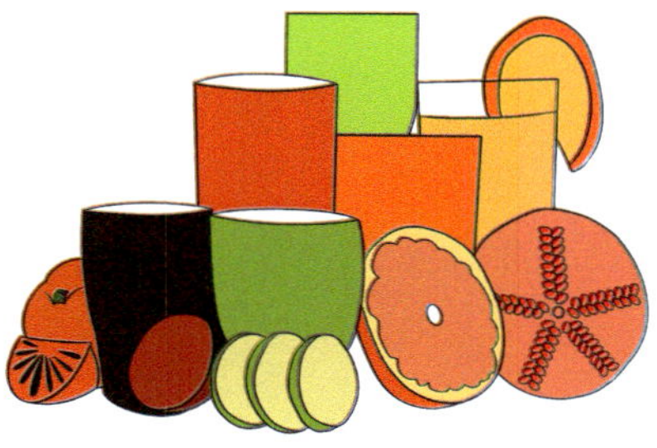

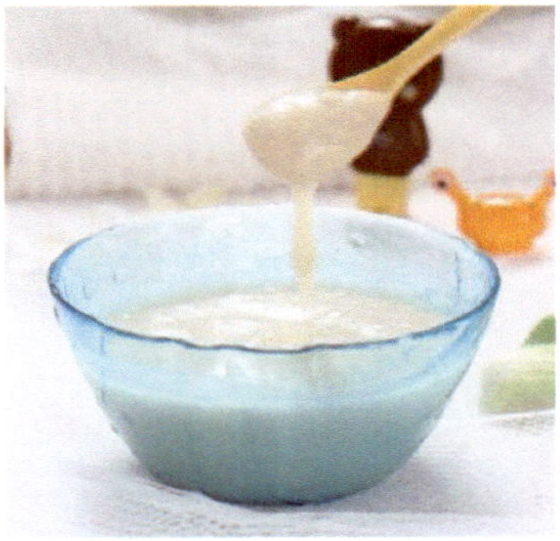

2. 可以经口进食中风患者

若中风患者意识清楚，但进食时会发生呛咳，则应改变食物性状经口进食，以获得必需的营养素，是促使疾病康复的重要措施。

3. 容易吞咽的理想食物特征

柔软、密度、性状均一；
有适当的黏性、不易松散，在口腔易形成食团；
易于咀嚼，通过咽、食管易变形；
不易在黏膜上黏附滞留。

国家吞咽障碍饮食方案 4 种黏稠度分类

黏稠度分类	黏稠度	示意图	描述
稀薄	1~50 cP		液体，包括水、牛奶、果汁、咖啡、茶、碳酸饮料等
糖浆样	51~350 cP	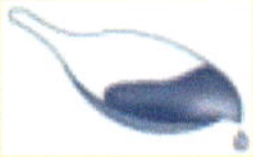	放置于匙内被缓慢倒出时，可以一滴一滴分开落下，类似于未凝固的明胶
蜂蜜样	351~1750 cP	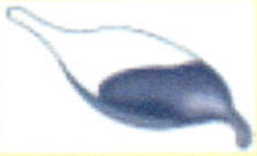	缓慢倒出时，呈现连续的液线，无法分离成液滴状，类似真正的蜂蜜
布丁样	>1750 cP	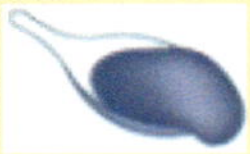	缓慢倒出时，黏着在一起，呈团块状落下，类似布丁

注：1 厘泊（1 cP）= 1 毫帕斯卡·秒（1 mPa·s）。

4. 食物选择原则

对于中风后有吞咽障碍的大部分患者来讲，稀液体及固体食物比布丁状半固体食物吞咽难度要大。最容易误吸的食物是稀液体状的，例如白开水、清汤类等，而最容易吞咽的食物呈泥状，如稠芝麻糊、米糊或者布丁等。

（1）硬的变软：将硬的食物搅拌，比如土豆泥、果泥等，便于咀嚼和吞咽。

（2）稀的增稠：在液体如水、饮料、果汁、牛奶中加入食品功能调整剂如增稠剂以增加食物的黏稠度，降低食物在食管中的流动速度。

（3）不要把固体和液体混合在一起食用，同时尽量避免容易液固分相的食物。

（4）食物均质、顺滑。

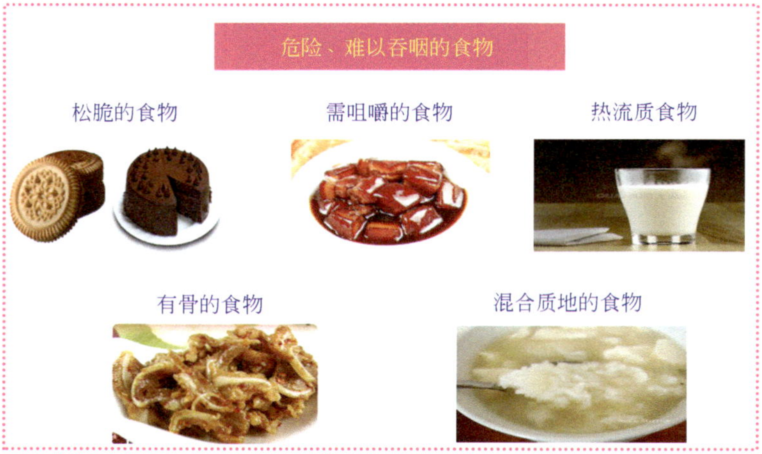
危险、难以吞咽的食物
松脆的食物
需咀嚼的食物
热流质食物
有骨的食物
混合质地的食物

5. 进食注意事项

（1）体位：对于不能坐位的患者，半卧位 30° ～60° ，头部前屈，偏瘫侧肩部以枕垫起，喂食者位于患者健侧。

坐位：颈部前屈，或颈部向患侧旋转，躯干直立，患手放于桌上。

90° 坐姿：是终身吞咽障碍的最佳体位，可以最大程度保护气管，并在进食后保持体位 30 分钟。

45° 坐姿：适合吞咽障碍改善或者强烈口服愿望者，但进食量要小，一般在 2 ～ 5 毫升。

（2）食物位置：将食物放在中风患者口腔的健侧后部，有利于食物吞咽，提高安全性。

（3）餐具的选择：以勺底浅、匙柄长、容量 5 ～ 10 毫升为宜。

（4）进食速度：保证患者前一口吞咽完成后再进食下一口吞咽。避免 2 次食物重叠入口的现象。一般每餐进食的时间控制在 45 分钟左右为宜。

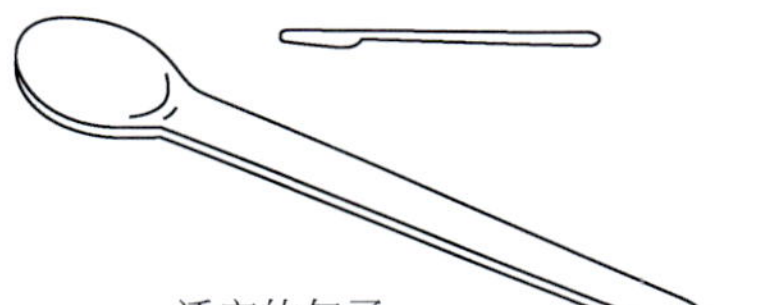

适宜的勺子

居家饮食护理——平衡膳食

中风患者以清淡、少油腻、易消化的平衡膳食为主。

（1）限制动物脂肪，如猪油、牛油、奶油等，以及含胆固醇较高的食物，如蛋黄、鱼子、动物内脏、肥肉等，因为这些食物中所含饱和脂肪酸可使血中胆固醇浓度明显升高，促进动脉硬化。

（2）可采用植物油，如豆油、茶油、芝麻油、花生油等，因其中所含不饱和脂肪可促进胆固醇排泄及转化为胆汁酸，从而达到降低血中胆固醇含量，推迟和减轻动脉硬化目的。

（3）饮食中应有适当蛋白质，常吃些蛋清、瘦肉、鱼类及各种豆类及豆制品，以供给身体所需要的氨基酸。一般每日饮牛奶及酸牛奶各一杯，因牛奶中含有牛奶因子和乳清酸，能抑制体内合成胆固醇，降低血脂及胆固醇的含量。饮牛奶时可将奶皮去除。豆类含豆固醇，也有促进胆固醇排出的作用。

中国居民平衡膳食宝塔(2016)

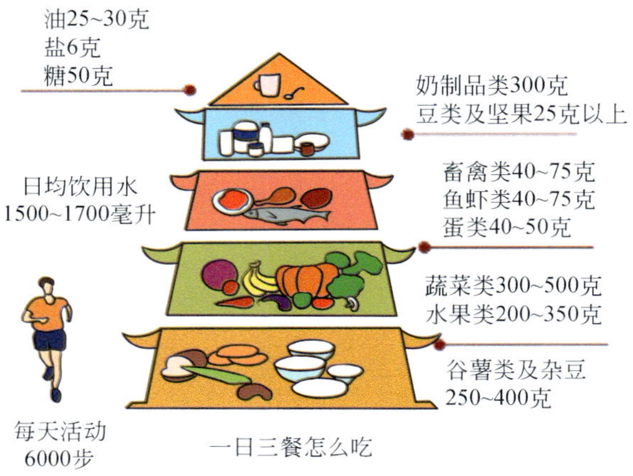

（4）多吃新鲜蔬菜和水果，建议每天食用5种以上的蔬菜和水果，其总量在350克左右，最好多品种，经常更换。

（5）可多吃含碘丰富的食物，如海带、紫菜、虾米等，碘可减少胆固醇在动脉壁沉积，防止动脉硬化的发生。

（6）每日食盐量在6克以下为宜，因食盐中含有大量的钠离子，人体摄入钠离子过多，可增加血容量和心脏负担，并能增加血液黏稠度，从而使血压升高，对中风患者不利。

（7）忌用兴奋神经系统的食物，如酒、浓茶、咖啡及刺激性强的调味品，此外，少吃鸡汤、肉汤，且忌暴食。

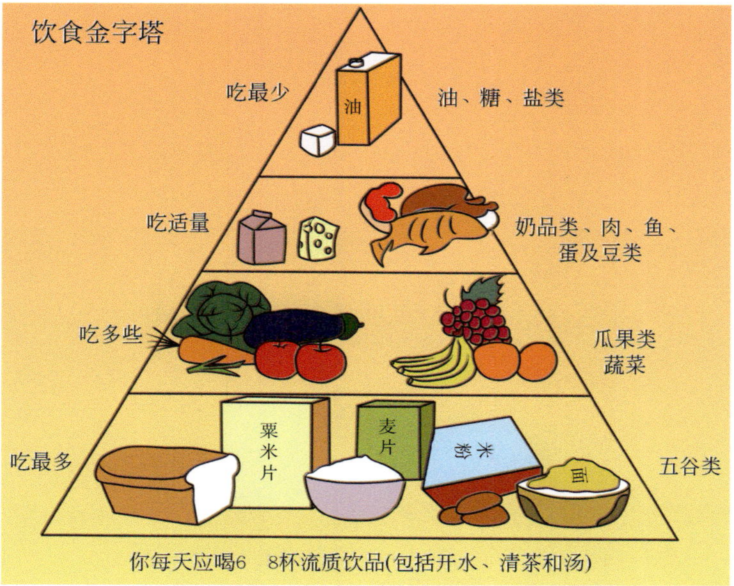

饮食准备——混合奶的配制

所需原料

鲜牛奶 600 毫升、浓米汤 350 毫升、鸡蛋 2 粒、白糖 50 克、香油 10 克、盐 3 克

配制方法

（1）把洗干净的鸡蛋磕开，将蛋清和蛋黄放入干净盛器内，加入白糖、盐、油，用筷子搅匀；

（2）将鲜牛奶 600 毫升和米汤 350 毫升混合煮沸；

（3）将制成的鸡蛋混合液倒入煮沸的牛奶米汤中，边倒边用筷子搅拌，制成 1000 毫升混合奶。

成分

1000 毫升混合奶中含有蛋白质 40 克，脂肪 40 克，糖类 120 克，热量 1000 千卡。患者若并发糖尿病，免加白糖。

进食自助器

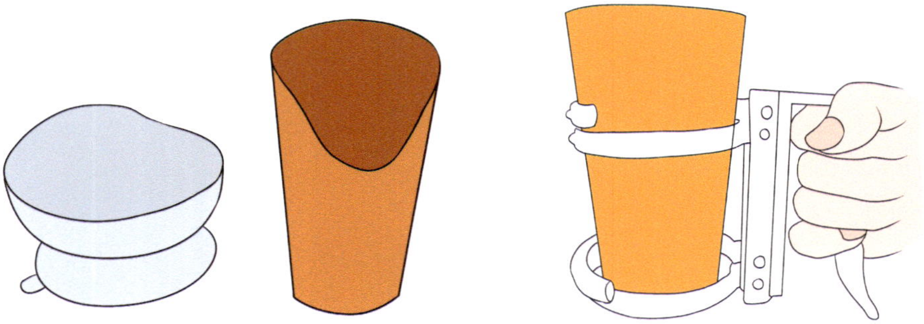

特殊水杯 + 水杯托架

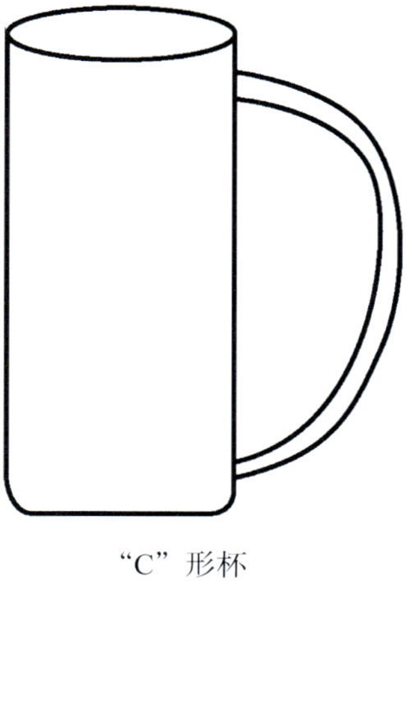

“C”形杯

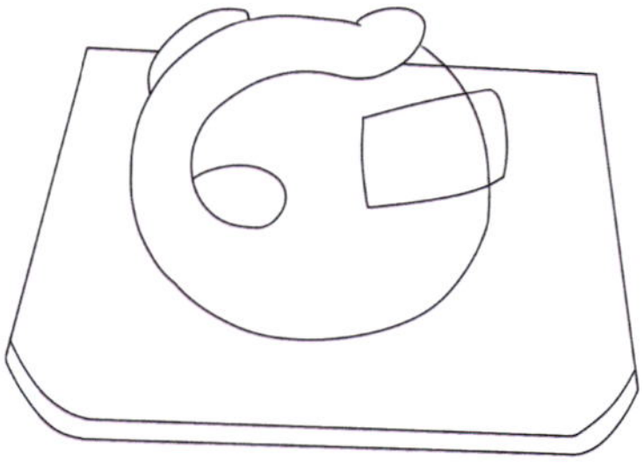

凹陷式防滑盘

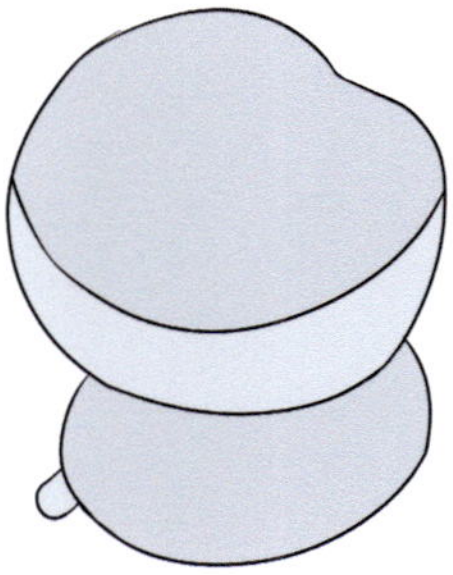

防滑碗

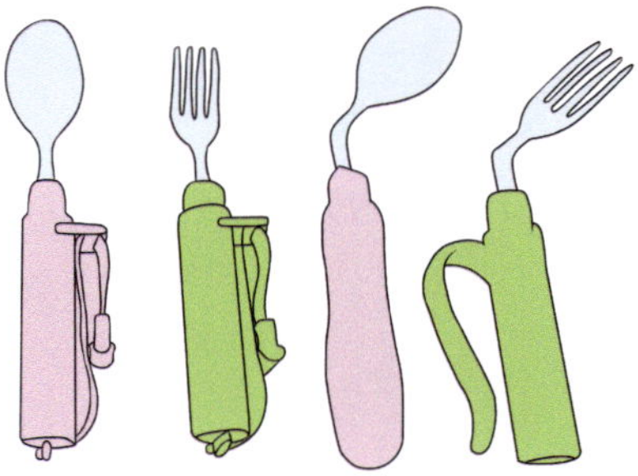

粗柄汤勺和叉

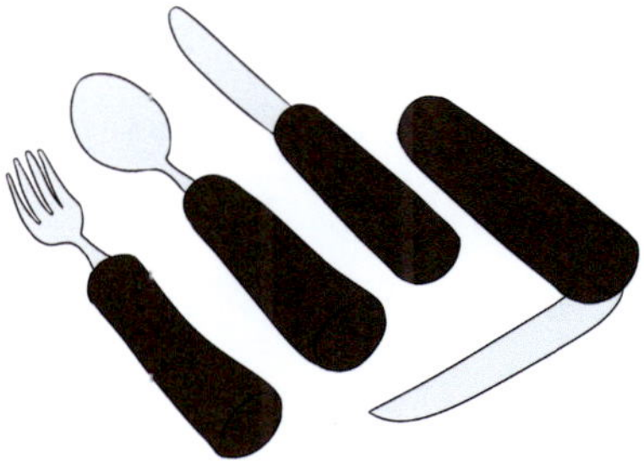

特制勺、叉、刀

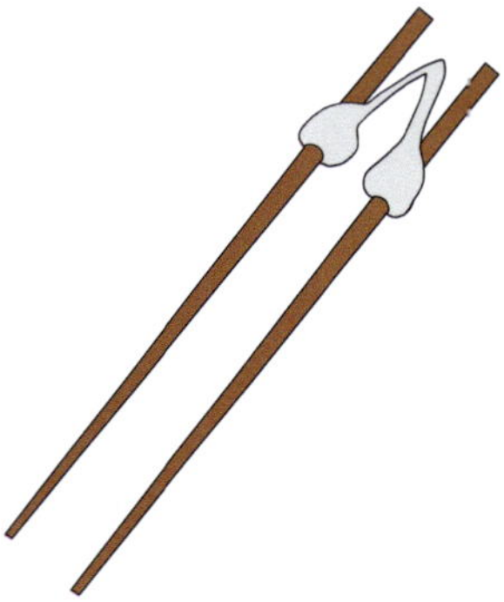

防滑筷

第4部分　生活起居管理

季节护理

祖国医学认为，护理应该遵循“春夏养阳”“秋冬养阴”“养肾防寒”的原则，随着一年四季太阳运行规律的不同，人的起床时间也应有所变化，春夏两季应该晚睡早起，秋天应该早睡早起，冬天应该早睡晚起。

中风的生活指导

冬季是心脑血管病的高发季节，老年人除了应该注意饮食起居，还要做到以下几点，才能大大减少心脑血管疾病的发生：

（1）注意防寒保暖，避免严寒刺激；

（2）寒潮袭来，气温骤降时，要注意及时添加衣服；

（3）天气寒冷，老年人血管容易收缩，血液黏稠度比较高，一定要多喝水，降低血液黏稠度。

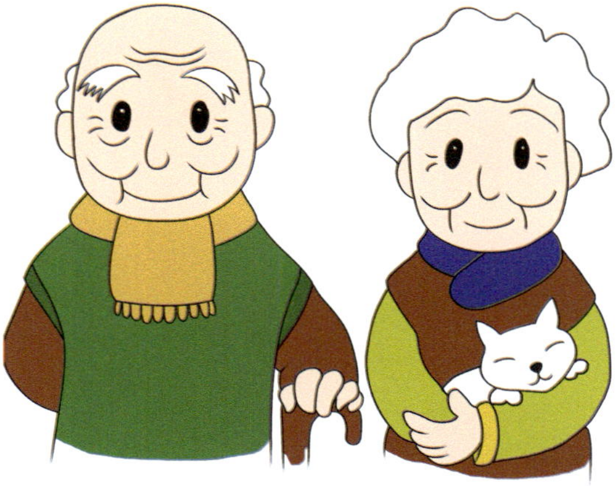

日常生活小细节

（1）室内以舒适、安全、方便为原则，温湿度适宜；

（2）室内陈设简洁，床高度适宜，安装夜照灯；

（3）厨房地面要防滑，浴室周围设扶手；

（4）起床注意保暖与安全，穿舒适拖鞋；

（5）洗脸、刷牙要用温水；

（6）养成午睡习惯；

（7）冬季洗浴时，先让浴室温度上升后再入浴，外出时戴手套、帽子、围巾、穿大衣等，注意保暖。

日 常 护 理

起床时注意“三个半分钟”

如果起床太快，体位突然变化会造成体位性低血压，引起脑缺血，出现意外。

（1）睡醒后在床上躺半分钟；

（2）起床前在床上坐半分钟；

（3）下地前两腿垂在床沿再等半分钟。

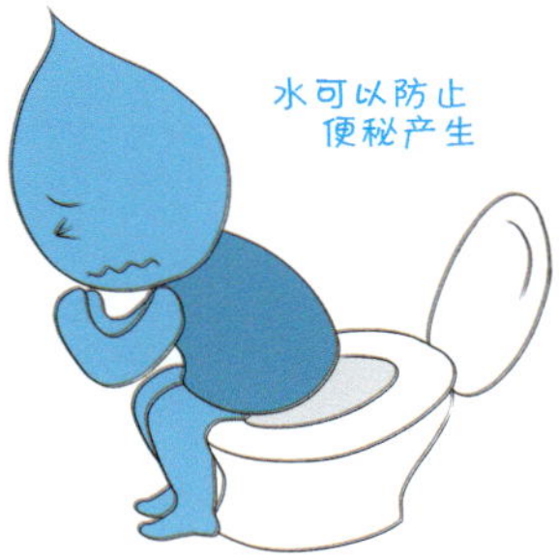

排便时不要用力过度

（1）老年人由于活动少，肠蠕动缓慢，易造成便秘；

（2）用力排便会使血压急骤升高，易

发生脑出血；

（3）预防便秘的方法：适当运动，多饮水及进食富含纤维素的蔬菜瓜果，少食用刺激性食物；

（4）必要时遵医嘱使用润肠通便药物。

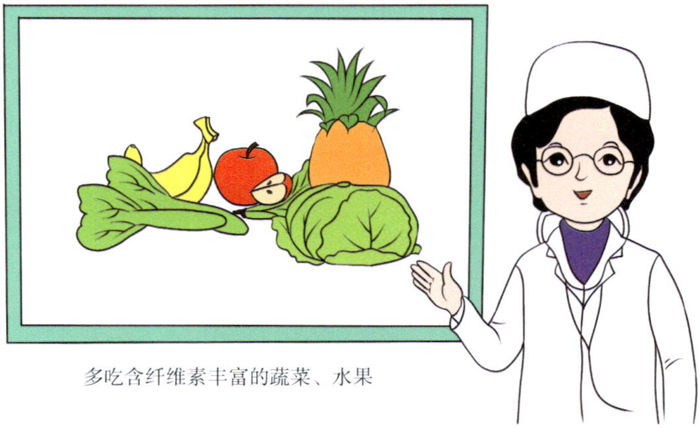

多吃含纤维素丰富的蔬菜、水果

尽早戒烟

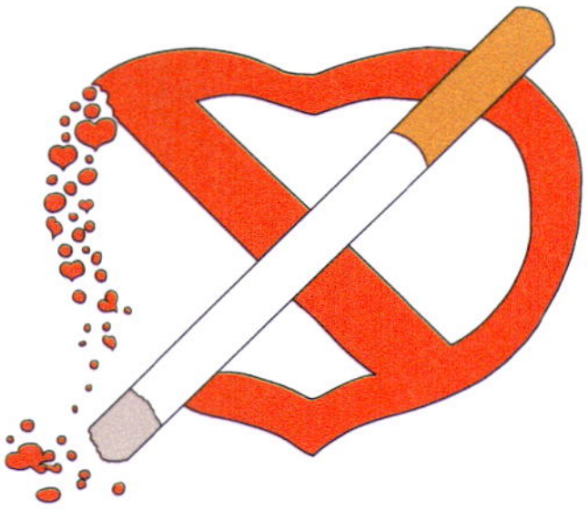

烟中的尼古丁可损害血管内膜，并能引起小血管收缩，管腔变窄，因而容易形成血栓。

注意调整好作息

生活要有规律，保持一定节奏，避免过度劳累，不破坏生物钟。

劳累过度或者休息不好容易引起血压波动或血流动力学改变，易引发脑血栓的形成。

运动指导

保持适量的体力活动或经常性的体育锻炼，保持体形，防止肥胖。

中等量或大量体力活动者比体力活动少者中风发病率要低，因为体力活动倾向于降低血压和体重、促进血管舒张、提高糖耐量和促进心血管健康。所以患者根据自身情况和爱好选择 1 ～ 2 项运动，例如，步行、跑步、游泳、老年门球等；运动强度控制在中等，以有轻度的心跳加快、微汗为宜。

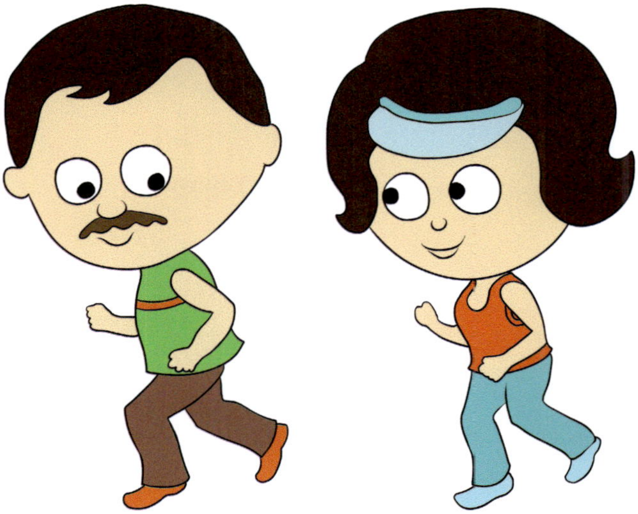

助行器的选择

助行器（步行器）是辅助人体支撑体重，保持平衡和步行的工具。用于各种瘫痪、下肢肌肉功能损伤和衰弱的老年人。 包括静态助行器：平衡杆、站立架及动态助行器：轮椅、杖类、助行架，这里主要介绍动态助行器。

助行器的使用

如何选择轮椅

市面上的轮椅有很多种，例如靠背可倾斜式轮椅，高座席或低座席的轮椅，扶手可拆卸式轮椅，脚踏板可外旋或可拆卸式轮椅等。该买哪一种才合适呢？选择轮椅时最重要的考虑因素是轮椅的尺寸，乘坐轮椅者承受体重的主要部位有臀部坐骨结节周围、股骨周围、腘窝周围以及肩胛骨周围。轮椅的尺寸，特别是座席宽窄、高度与靠背的高度以及脚踏板到座席的距离是否合适，都会使乘坐者相关部位的血液循环受到影响，并发生皮肤摩擦甚至压疮。此外，还要考虑安全性、轮椅的重量、使用地点以及外观等问题。购买轮椅时要注意以下几个方面：

（1）根据自己的实际功能状况选择合适的轮椅。

（2）座席高度：测量坐下时足跟至腘窝的距离，再加 4 厘米。偏瘫者可以选择低座席的普通轮椅，一般在 45 ～ 50 厘米，以便脚在膝关节和髋关节屈曲 90 度时可以充分着地，这样不仅可以维持身体的平衡，而且可以用健手驱动手轮、健足着地控制方向自行操作轮椅。若座席太高轮椅不能进入桌面下，太低坐骨结节承受的压力过大。

（3）座席宽度：轮椅的座席宽度为两侧臀部最宽处的距离再加上 5 厘米，即臀部两侧各 2.5 厘米的空隙，一般为 40 ～ 46 厘米。当座席太宽时不宜坐稳，操作轮椅不便，肢体易疲劳，进出大门也有困难；太窄上下轮椅不便，而且臀部及大腿组织易受压。

（4）座席长度：测量坐下时后臀部至腘窝之间的水平距离，再减 6.5 厘米。若座席太短，体重主要落在坐骨上，造成局部受压过多；座席太长会压迫腘窝部而影响局部的血液循环，并易刺激该部位的皮肤。对大腿较短或有髋、膝屈曲挛缩者，宜使用短座席的轮椅。

（5）选用脚踏板可外旋或腿托可拆卸式轮椅有助于偏瘫者的体位

转移和自行操纵轮椅。

（6）靠背可倾斜式轮椅主要适合身体状况较差者，如易出现体位性低血压者。当头部控制较差时可选用靠背较高的轮椅，以支撑其头部。

（7）选择带有轮椅桌的轮椅，便于进行各种日常活动，如进食、看书等，也有助于支撑患侧上肢。坐垫、靠背垫、扶手垫有助于降低局部组织的压强，减少皮肤擦伤和产生压疮的机会。选择带有马桶的轮椅，方便行动不便者在轮椅上大小便。

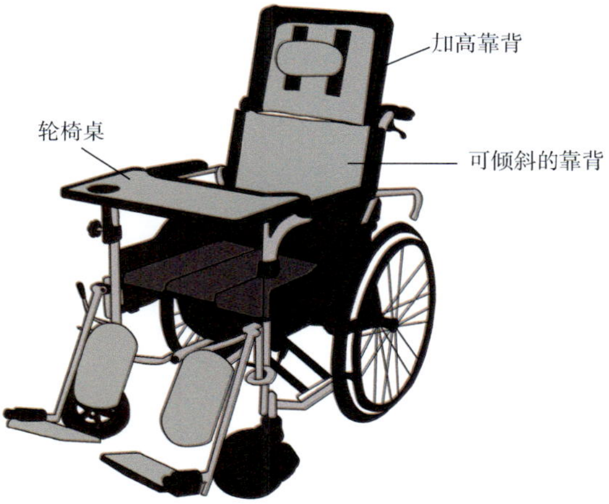

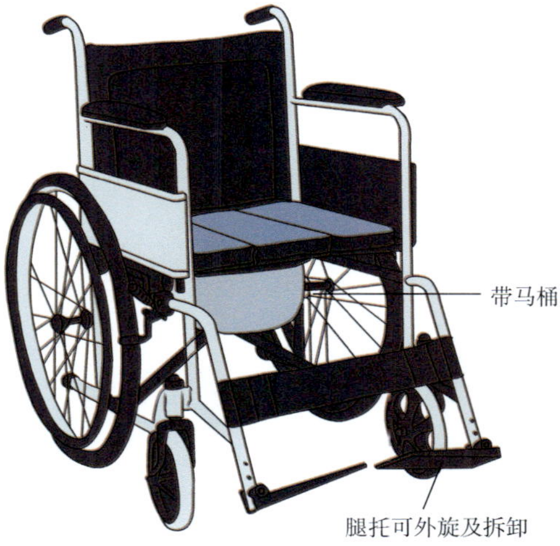

如何选择杖类助行器具

腋（拐）杖：特点是提高身体平衡性及侧向稳定性，适用于下肢不能负重者。

腋拐品种：木质、铝合金、不锈钢等。

手杖：适用于年老体弱或下肢病情较轻者。

单脚手杖：适用于下肢功能轻度障碍、步行不稳、轻度偏瘫的患者和老年人。

多脚手杖：稳定性能好，但上下台阶和楼梯会不方便。适用于使用单脚手杖不安全或平衡能力欠佳的患者。

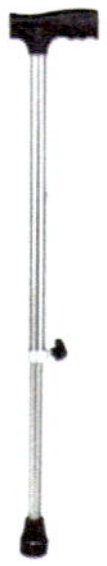
单脚手杖

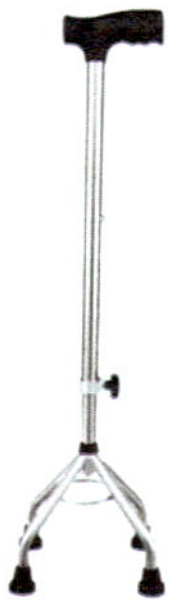
多脚手杖

如何选择助行架

步行式助行架：适用于上肢功能完善而下肢功能损害不十分严重的患者。

轮式助行架：适用于上下肢功能均较差的患者。

有前臂托的助行架：用于需要助行架而上肢衰落或不协调的患者。

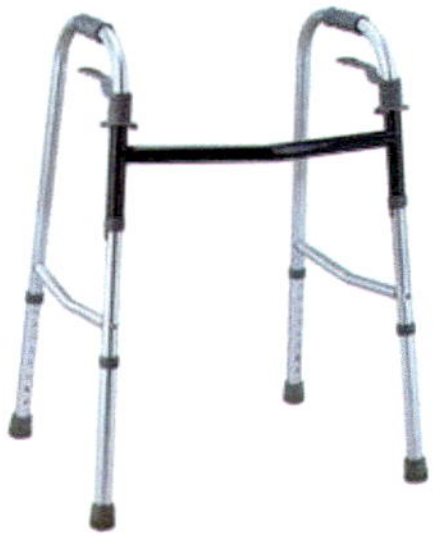
步行式助行架

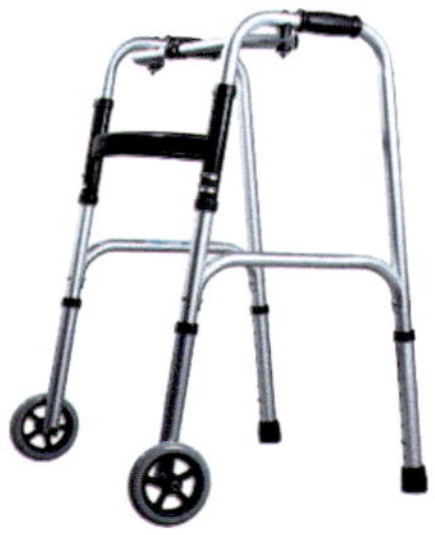
轮式助行架

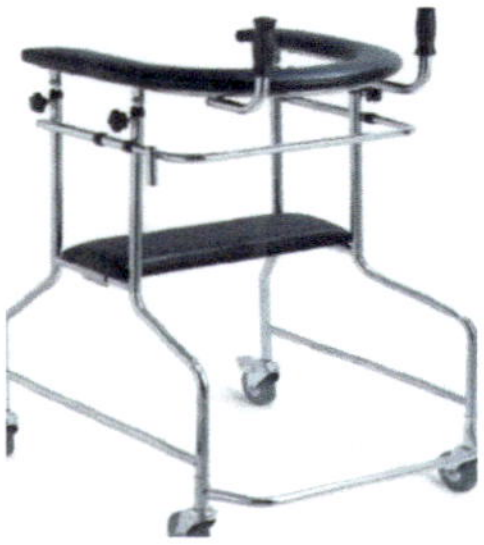
有前臂托的助行架

改造您的家

为了有个无障碍的居家生活环境，提供一个洗手间改造的部分设计方案，以供参考。

（1）设计原则：自力，安全。

（2）具体的设计方案。

马桶：选择坐式马桶。马桶高度为 38 ～ 45 厘米。马桶中心线距墙约 45 厘米。侧墙扶手为“L”形，距地面约 70 厘米，长度约为 70 厘米。背侧扶手距地面 85 ～ 90 厘米，长度约为 100 厘米。

扶手离墙约 5 厘米，扶手直径 3.5 ～ 4.5 厘米。扶手需要固定，并使用防滑不易折断的材料。

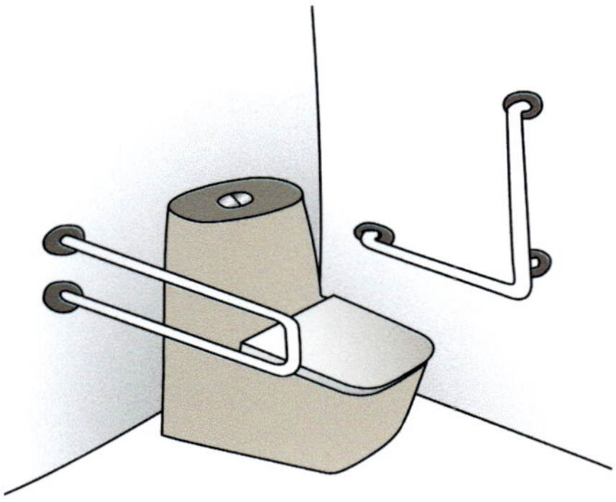

水龙头：采用感应式或长臂式。

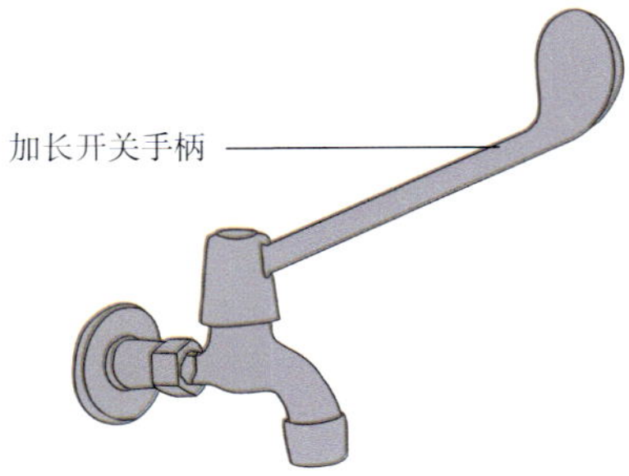

淋浴间：应设置固定扶手，离墙约 5 厘米，直径 3.5 ～ 4.5 厘米。淋浴间设置折叠座椅。

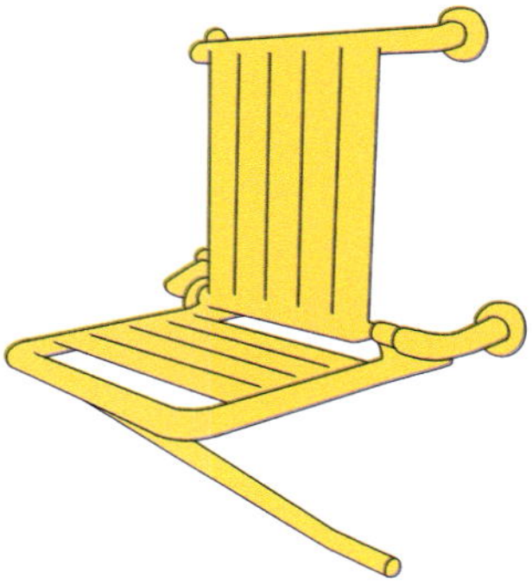

第5部分　情志管理

调畅情志

中医认为怒伤肝、思伤脾，所以要嘱患者调畅情志，勿动怒，以免肝阳上亢，勿忧思过度，以免损伤心神脾气。对患者应该多一些关心和鼓励，多一点耐心，使患者树立战胜疾病的信心和决心。

保持心理平衡

（1）保持乐观平和的心态，知足常乐；

（2）遇事不要激动，避免与邻里、家人争吵；

（3）懂得享受生活，丰富业余爱好以淡泊心境。

为什么要保持良好的心情

（1）情绪过于紧张，可引起血管痉挛，血压骤升，血液变稠，从而影响人体正常血液循环，诱发血栓形成或血管破裂。而且健康的心态更有利于中风病症的恢复；

（2）情绪恶劣，尤其是暴怒或长期抑郁、焦虑，可引起血管神经调节失常，或导致脑血管收缩，是中风的重要诱因。

中风患者心理护理要点

1. 震惊期

医护人员和家属要密切注意患者的情绪变化。一般采取解释、安慰为主的支持疗法，减轻患者恐惧不安的情绪。

2. 否认期

中风患者多有认知功能障碍，对问题的理解有一定的困难，不要过早告知患者预后不良的后遗症，应逐步让患者对自己的病情有所认识。常采用行为疗法和认知行为疗法，系统应用强化手段增进适应性行为，运用鼓励的方式使好的行为模式保持下来。

3. 抑郁期

患者均有不同程度的认知障碍，对目前身体状况比较在意，对今后设想少。应重建患者的生活能力，鼓励患者完成自身可以做的事情，并及时给予表扬，燃起患者的信心。对有自杀倾向的患者采取心理治疗方法。近几年新兴的音乐疗法对中风后抑郁患者有较好的效果，感受式音乐疗法简单易行作为首选的方法。

4. 对抗独立期

患者不适应的行为是重复行为的一部分。可采用行为疗法、认知行为疗法等重新概念化的内部语言使不适应行为去习惯化，为产生新的适应行为提供基础。在治疗中随时用强化、放松、行为限制等心理治疗技术。

5. 适应期

治疗方法仍以行为疗法和认知行为疗法为主，帮助患者巩固疗效，坚持采用正确的方式进行康复训练，争取恢复到最佳状态。

第 6 部分　康复锻炼管理

早期康复训练

康复期自理能力训练

发生脑血管意外的患者，一般都有不同程度的功能障碍。

如果患者能在发病后半年内得到系统有效的康复治疗和训练，就能明显改善中风导致的功能障碍，最大限度的减少致残率。

脑血管病康复医疗的主要内容

（1）避免“废用综合征”和“误用综合征”；

（2）使患者最大限度地生活独立和提高生活质量；

（3）使患者和家属在心理上最大限度地适应；

（4）通过社会的参与预防继发性的残疾；

（5）预防脑血管病的再发。

康复的主要目的

（1）预防残疾的发生和改善肢体功能、语言交流、认知及其他受损的功能；

（2）尽可能恢复患者的日常生活活动能力；

（3）使患者在精神心理和社会上再适应，以恢复其自理的能力、社会活动和人际关系，提高患者的生存质量。

不同阶段的康复训练

1. 完全性偏瘫阶段

帮助患者功能锻炼，防止肌肉萎缩，可采用按摩、推拿和被动运动的方式。先按摩患肢，由手指、脚趾开始，向上、向心按摩，揉、捏、拍打及屈伸关节，动作应该由轻到重，循序渐进。被动运动不要用力过度，以不使患者感到不适为原则，切忌强力牵拉，每次全身锻炼 15 ～ 30 分钟。瘫痪肢体位置要恰当，肘弯曲、腕和手指伸直、踝关节保持 90 度。由护理人员先向家属示范动作，然后由家属每天 3 ～ 4 次实施。也可用红花、当归等中药泡酒给予按摩。

2. 部分功能恢复阶段

这一阶段要继续前一阶段的各项锻炼。同时帮助患者翻身、起立、站立锻炼，先扶床架、椅背站立，然后徒手站立。行走、下蹲，并配合拉绳、肢体简单动作训练，如上肢的外展、外旋、肘关节的伸屈活动、下肢的伸屈和足部的伸屈活动，逐步提高肌力和关节功能。

3. 基本恢复阶段

在站立和上肢简单活动的基础上开始练习走路、手的精细动作和语言功能恢复。步行锻炼是患者先在扶持下左右摆动身体，两腿轮流负重，继之踏步，逐步过渡到手扶拐杖独自行走。在出现划拳步态时，应练习屈膝和提腿动作。上肢锻炼可练习拿碗、抓握、捻动、穿脱衣服、扣纽扣、用匙筷、翻书报、打算盘、提物等精细动作，以提高生活质量，并进一步训练手的精细动作。

脑血管疾病的康复过程

约 5% 的患者会持续性恢复，故应该进行长期康复训练。

运动功能（3 个月内最快，6 个月内基本恢复）

1. 上肢功能的恢复

若经过训练 3 个月能抬举，并有一定手功能，以后有可能实现实用手或辅助手的功能。

2. 下肢功能的恢复

经过训练，90% 偏瘫者能站立，75% 偏瘫者能行走。

3. 言语吞咽功能障碍

部分失语症、大部分构音障碍通过康复治疗可重获功能；一半以上的吞咽障碍患者可通过康复治疗重获吞咽功能。

4. 认知功能障碍

40% 以上中风患者存在不同程度、不同类型的认知功能障碍，包括注意力、记忆力、理解力、判断力、定向力、自知力等的障碍。部分患者可通过药物和康复训练提高认知功能，改善康复预后，提高生活自理能力。

5. 心理、情绪障碍

患者会存在否认、震惊、焦虑、抑郁、接受这一心理变化过程，应接受心理评估，并及时采用心理疏导、药物治疗等手段进行改善，最后提高康复训练的配合程度，改善预后。

中风的康复原则

（1）康复应尽早进行；

（2）调动患者积极性；

（3）康复应与治疗并进；

（4）康复是一个持续的过程。

中风患者半身不遂的康复护理

大脑皮质—皮质下结构—脑干—小脑—脊髓—外周神经—神经肌肉接点—肌肉组织—骨结构，这个复杂的链条中任何一个环节丧失或减弱，都会使运动功能受损，造成不同程度的瘫痪。

患者房间的安排设置要点

（1）为了避免患者偏瘫侧感觉障碍加重，必须创造条件使偏瘫侧受到最大刺激；

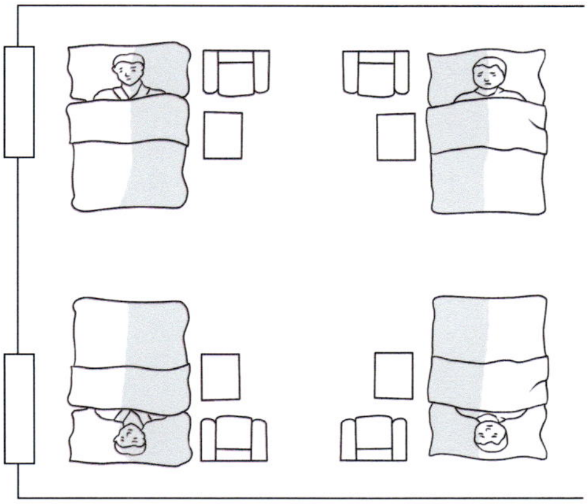

（图中阴影代表偏瘫侧）

（2）中风患者房间的所有活动应尽量安排在偏瘫侧以利于给患者刺激。

保持良肢位

良肢位

良肢位是拮抗痉挛模式，预防或减轻痉挛出现所采取的治疗性体位。尽可能少采用仰卧位，鼓励患侧卧位、适当健侧卧位，但三种体位应交替采用。

物品准备：

肩垫：高度 3 ～ 5cm；大小：肩胛面积约 25cm × 20cm，1 个 。

背枕：宽大紧实、易于支撑身体为宜，1 个。

枕头：大小适中约 70cm × 40cm、软硬适宜，3 个。

小软垫：1 个。

患者仰卧位要点

（1）床铺必须尽量平整。

（2）患者头应枕在高度适宜、软硬适中的枕头上，颈部中立位，头部不要过伸、过屈和侧屈。

（3）垫枕放置于肩胛骨内侧缘，肩胛带前伸，两肩平行，患侧肩关节稍外展小于 45° ，患侧上肢软枕支撑高于心脏水平，前臂旋前，肘伸展、腕关节轻度背伸、手指伸展，掌心向下，健侧上肢置于舒适的任意位置。

（4）患侧骨盆下垫薄枕、髋关节内收内旋，患侧下肢伸髋膝（膝关节下垫软小枕，呈 5° 屈曲），踝稍背屈或呈中立位，足心无须用物支撑，健侧下肢置于舒适的任意位置。

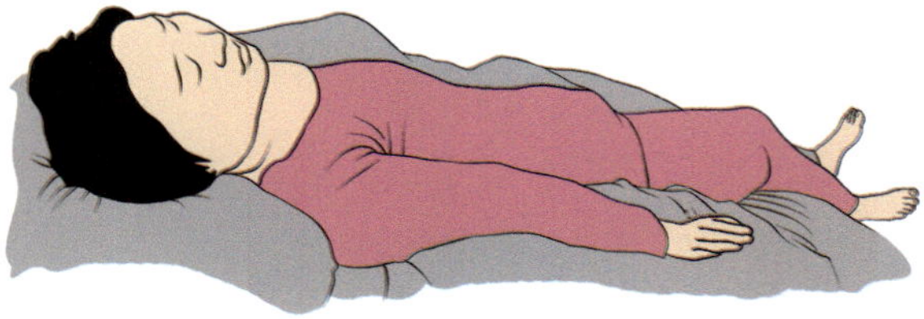

偏瘫患者的仰卧位（粉红色代表偏瘫侧）

患者患侧卧位要点

（1）指导患者使用健手扶住患手肘关节，健足插入患足下，由上到下将身体移至床铺对侧，协助翻至患侧；

（2）躯干略后仰、背后垫枕，头部稍前屈；

（3）患侧肩关节前屈不大于 90°，肩胛带前伸，患侧上肢肘关节伸展、腕关节中立位、手指自然伸展，掌心向上；健侧上肢放在身体上方或后边的枕头上；

（4）患侧下肢伸髋、稍屈膝、踝稍背屈或中立位，健侧下肢用枕头支撑避免压迫患侧下肢，保持髋、膝关节屈曲。

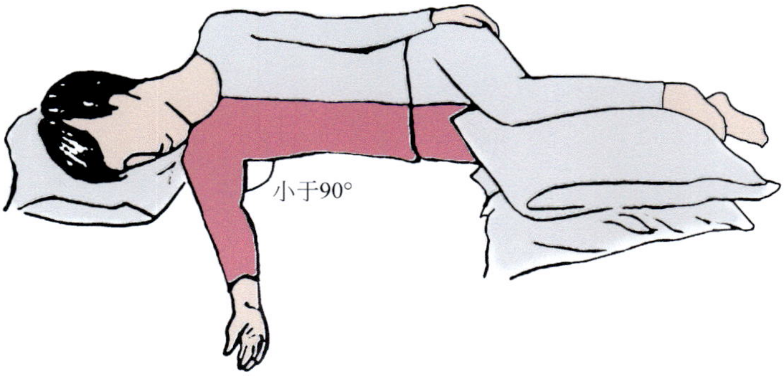

偏瘫患者的患侧卧位（粉红色代表偏瘫侧）

患者健侧卧位要点

（1）指导患者使用健手扶住患手肘关节，健足插入患足下，由上到下将身体移至床铺对侧，协助翻到健侧；

（2）躯干略前倾（如果无法保持前倾可在背后垫枕），头颈部中立位；

（3）患侧肩关节前屈 90° ，患侧上肢软枕支撑，肩胛带前伸，肘关节伸展、腕关节中立位、手指自然伸展，掌心向下；健侧上肢肩关节前屈 90° ，肘关节伸展，前臂旋后，手掌向上；

（4）患侧下肢软枕支撑，屈髋、屈膝、踝稍背屈或中立位，足（踝）不能悬空、避免足内翻，健侧下肢髋膝关节伸展或略屈曲。

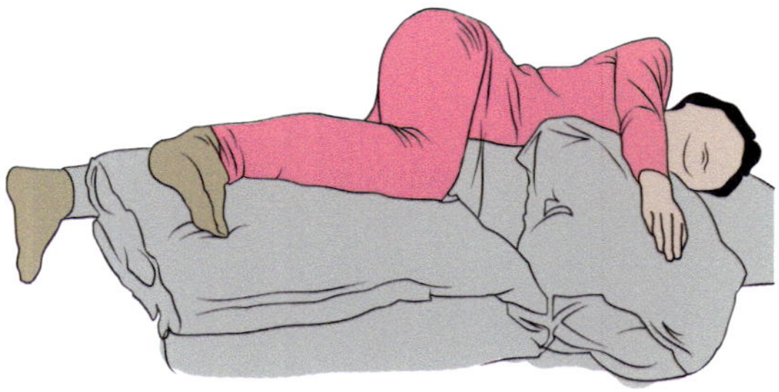

患者的健侧卧位（粉红色代表偏瘫侧）

Bobath 握手

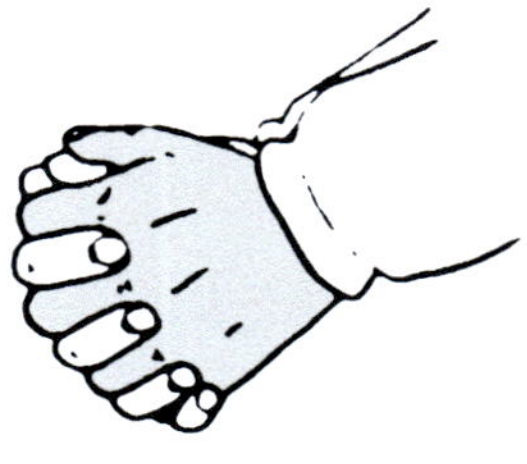

Bobath 握手：双手交叉相握，掌心相对，偏瘫手拇指置于健手拇指指关节之上。Bobath 握手让患者可以主动自主活动，积极参与治疗，同时也可以防止手的屈曲挛缩，避免腕屈以及前臂旋前畸形。

患者被动患侧卧位翻身要点

（1）患侧上肢外展固定；

（2）照护者左手掌顶住患肢手腕；

（3）照护者右手拉住健侧手翻转身体，置于良肢位。

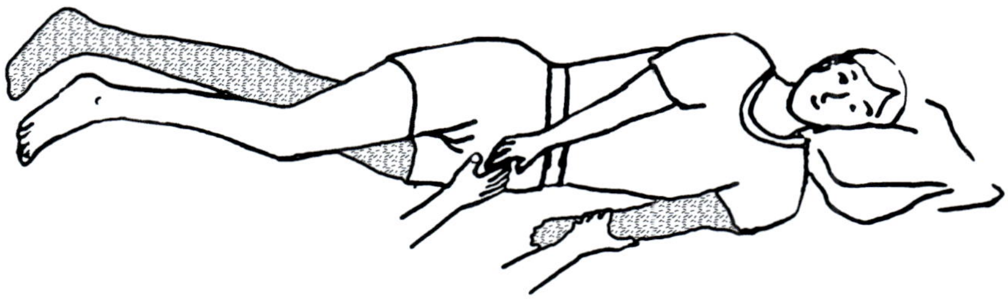

患者被动健侧卧位翻身要点

（1）患侧下肢屈曲；

（2）照护者一手置患侧肩部；

（3）照护者一手置患侧臀部，同时翻转肩部和臀部，置于良肢位。

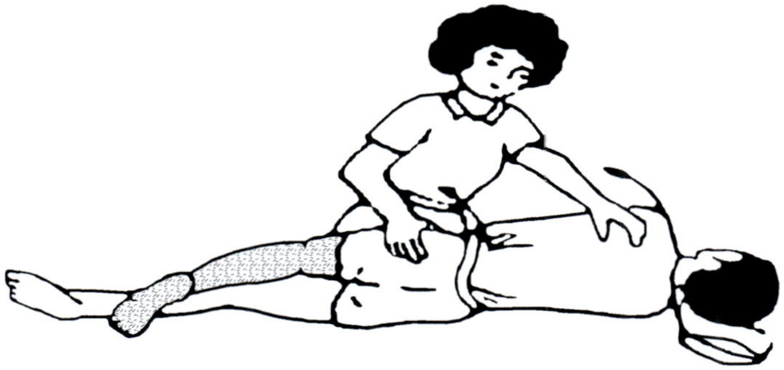

患者主动患侧卧位翻身要点

（1）患者仰卧，双侧髋、膝屈曲；

（2）双上肢 Bobath 握手伸肘，肩上举约 90°；

（3）健上肢带动患上肢先摆向健侧，再反方向摆向患侧，以借摆动的惯性翻向患侧。

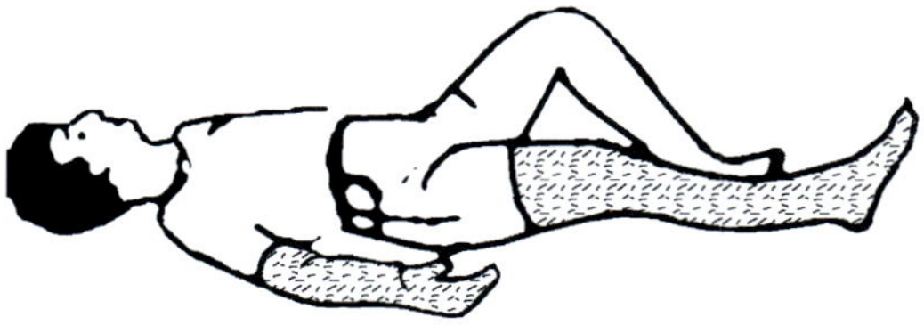

患者主动健侧卧位翻身要点

（1）患者仰卧，健足置于患腿下方；

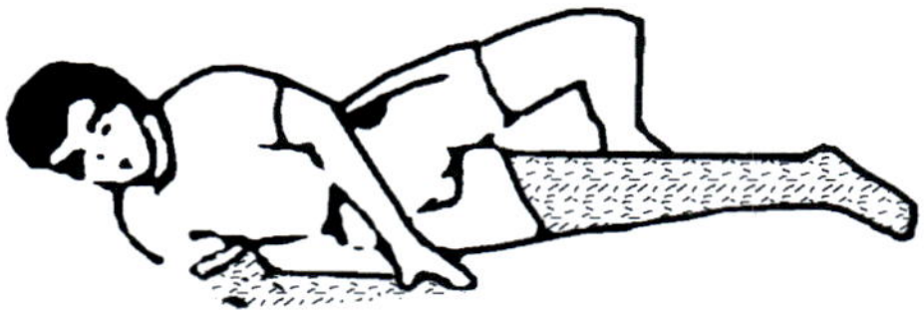

（2）双手 Bobath 握手上举后向左、右两侧摆动，利用躯干的旋转和上肢摆动的惯性向健侧翻身。

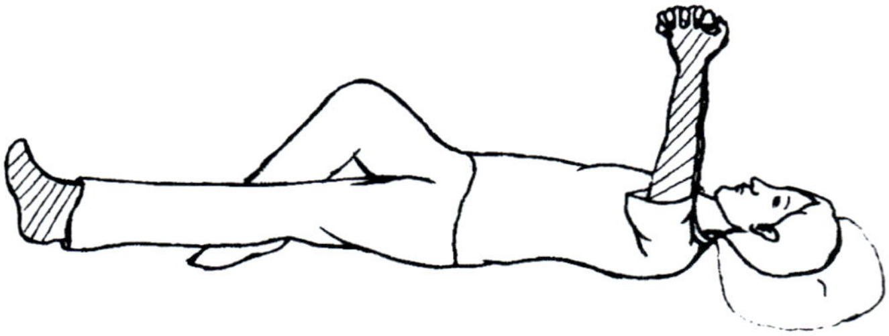

患者坐位要点

（1）床铺尽量平整，患者下背部放枕头；

（2）头部：不要固定，能自由活动；

（3）躯干：伸直；

（4）臀部：90° 屈曲，重量均匀分布于臀部两侧；

（5）上肢：放在一张可调节桌子上，上置一枕头。

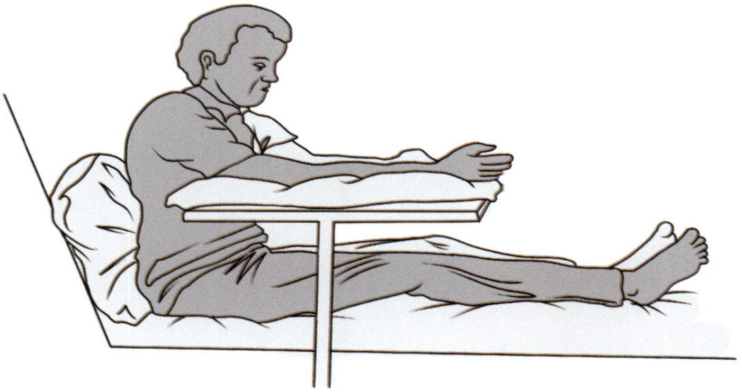

患者坐位（阴影侧代表偏瘫）

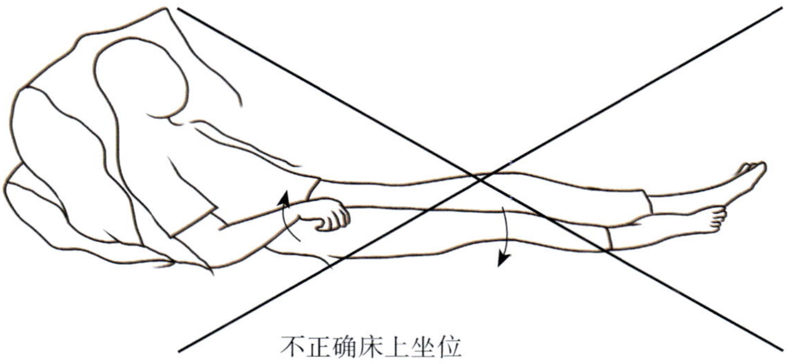

不正确床上坐位

患者轮椅坐位要点

（1）下背部放置一个枕头；

（2）患者双手前伸，肘放在桌上，转移双手正确姿势；

（3）双足平放地板上，或平凳上。

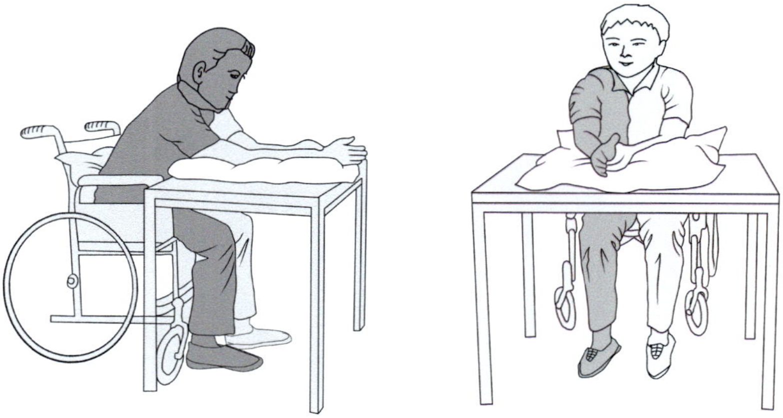

患者轮椅坐姿（阴影侧代表偏瘫）

按摩与被动运动

对早期卧床不起的患者，由家人或康复师对其瘫痪肢体进行按摩，预防肌肉萎缩，对大小关节做屈伸膝、屈伸肘、弯伸手指等被动运动，避免关节僵硬。

帮助患者活动要点

（1）患者采用患侧卧位，患者自行用健侧手撑住床铺，康复师抵住健侧臀部，引导患者肩关节向下；

（2）被动牵引患者移动时，患者要学会把重心分别向两侧转移，以利于前行；患者偏瘫侧手伸直；学会肩和骨盆协调运动；

（3）患者自行持续使偏瘫侧手向前牵引。

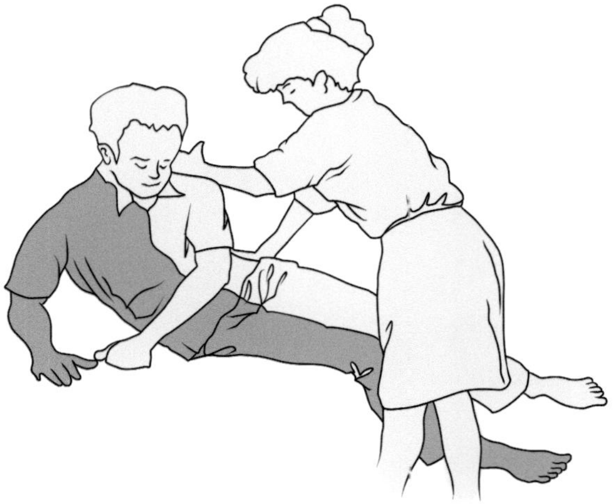

帮助患者活动 1（阴影侧代表偏瘫）

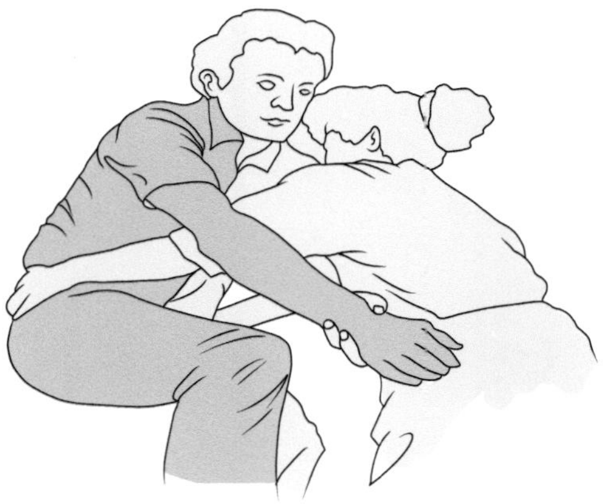

帮助患者活动 2（阴影侧代表偏瘫）

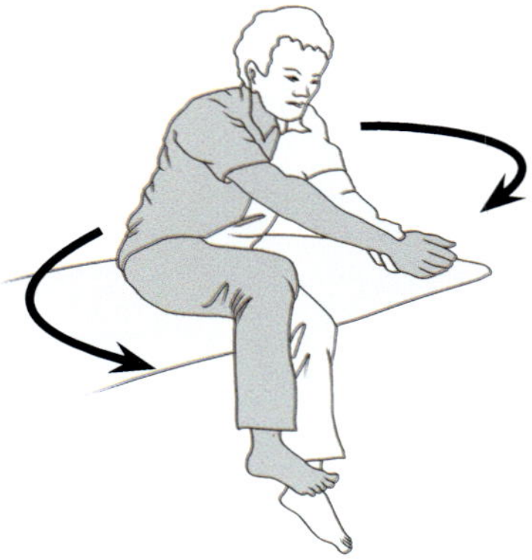

帮助患者活动 3（阴影侧代表偏瘫）

患者卧位到坐位

从卧位到床边坐位训练：（辅助下坐起）将患者移至护士侧，护士一手在患者肩部给予向上的辅助，另一手帮助患侧下肢移向床边并沿床沿垂下，将患者的双足踏地或踏在支撑台上。

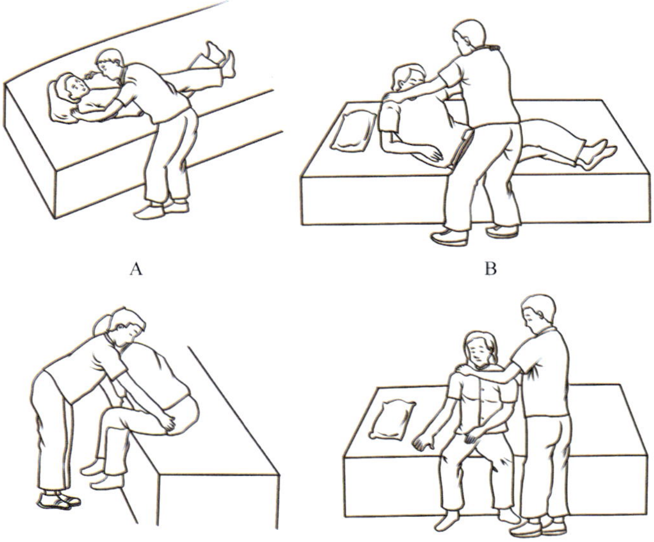

A B

C D

从卧位到床边坐位训练：（独立坐起）训练患者独立坐起，先做翻身动作，获得健侧卧位，健腿支撑患腿，将患侧上肢置于体前，指示患者一边用健侧臂支撑躯干，一边抬起上部躯干。

把患者从椅子上移到床铺的要点

（1）患者不要支撑于椅子上；

（2）确保地板不滑；

（3）患者双手相握；

（4）患者重心前倾；

（5）患者重心转移撑起身体；

（6）转向椅子；

（7）通过肩关节引导患者。

患者自行转移

（1）患者前倾使重心前移，伸出双手；

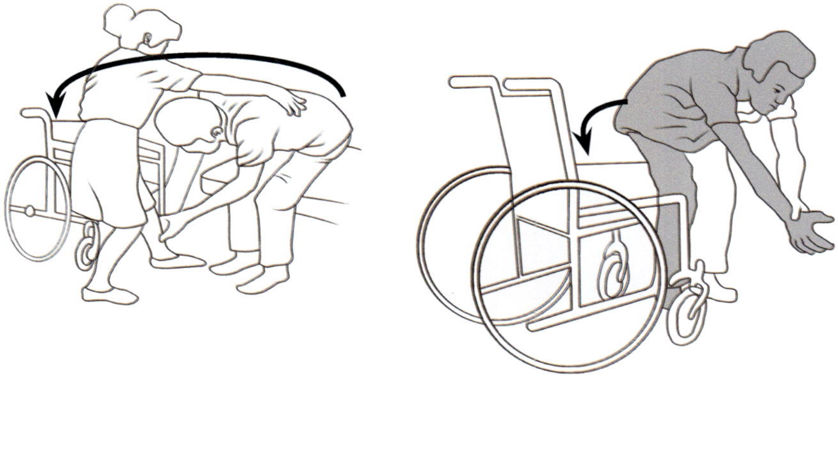

（2）抬起身体，可能的话，起立；

（3）绕偏瘫侧转移身体。

一人辅助下转移、偏瘫患者早期肢体功能锻炼

1. 一人辅助下转移

（1）患者坐在床边双足平放于地面上，轮椅放在患者健侧。

（2）患者手臂扶在照护员肩上或两手在照护员颈后交叉相握。

（3）照护员的右腿抵住患者患侧膝部，抵住患者患侧膝部，两手臂环抱患者腰部或提起腰带夹紧，两人身体靠近，患者身体前倾靠于照护员肩部，照护员以自己的身体为轴转动，顺势将患者稳妥地移到轮椅或椅子上。

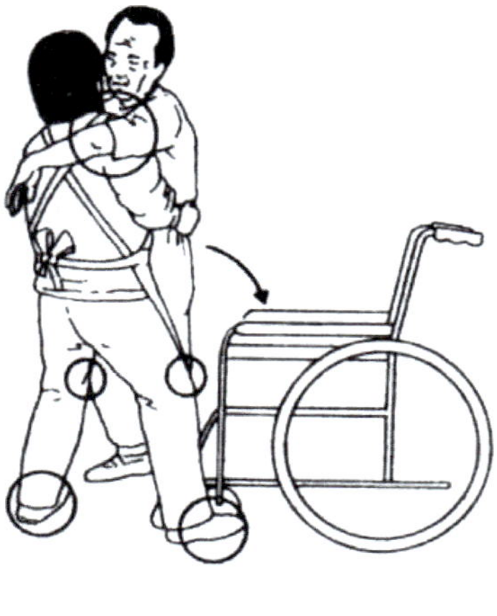

偏瘫患者肢体早期功能锻炼

2. 偏瘫患者肢体早期功能锻炼

偏瘫患者肢体早期功能锻炼可以维持患者各关节的正常活动，同时还能预防关节僵硬、肌肉萎缩，缓解肌张力。而对于完全不能动的肢体，可在照护者帮

助下进行。

注意事项：

（1）活动时应尽量在无痛的前提下达到最大的活动范围，可参考健全人的活动范围。

（2）如果患者有感觉障碍，感觉不到疼痛的时候，一定要避免快速暴力牵拉肢体。

（3）每个肢体活动 5 分钟，动作要轻柔、缓慢、有节奏。

（4）患者如果有痉挛现象，应在患者痉挛缓解的时候，再进行被动运动。

3. 肩关节活动

屈曲：患者取仰卧位，照护者一手扶患者肘关节，一手扶患者腕关节，将肩关节向上抬，尽量靠近耳朵。

外展：患者取仰卧位，照护者一手扶患者肘关节，一手扶患者腕关节，将肩关节沿着床面靠近耳朵，注意在大约 80° 的时候，将患者手掌翻向上。

旋转：患者取仰卧位，肩关节外展 90° ，肘关节屈曲，照护者一手扶患者肘关节，一手扶患者腕关节，使患者手掌和手背分别靠近床面，进行肩关节内外旋的活动。

4. 肘关节活动

患者取仰卧位，肩关节轻微外展，照护者一手扶患者肘关节面上，一手握患者腕关节，屈伸肘关节。

5. 腕关节及手关节活动

患者取仰卧位；肩关节轻微外展，肘关节屈曲；照护者一手握患者腕关节下，一手握患者手掌，进行腕关节屈伸及桡尺偏动作。注意尽量不要同时屈伸手指。

6. 髋关节、膝关节屈曲与伸展

患者取仰卧位；照护者一手托患者膝关节上方，另一手托患者足跟进行髋、膝关节的屈曲；在髋关节屈曲状态下完成膝关节伸展，最后完成髋关节伸展。

7. 髋关节的外旋、内旋

患者取仰卧位，下肢取伸展位；照护者一手固定患者膝关节上方，另一手固定患者踝关节上方，完成下肢轴位的旋转，足尖向内侧为髋关节内旋。

8. 髋关节的内收、外展

患者取仰卧位；照护者一手托患者膝关节侧方，前臂支撑患者大腿远端，另一手握患者足跟，在髋关节轻度屈曲的状态下，完成髋关节的外展，然后返回原位置。

9. 踝背屈、踝跖屈

患者取仰卧位，下肢伸展；踝背屈时，照护者一手固定患者踝关节上方，另一手固定患者足跟，在牵拉跟腱的同时，利用照护者的前臂屈侧推压患者足底；踝跖屈时，照护者将固定患者踝关节上方的手移动到患者足背，在下压足背同时，另一手将患者足跟上提。

10. 踝关节内翻、外翻

患者取仰卧位，下肢伸展；照护者一手固定患者踝关节，另一手对患者的踝关节进行内外翻运动。

患者进行自我锻炼的方法

（1）开始时做深呼吸及简单的主动运动，着重偏瘫一侧手脚的伸展运动：肩外展、上肢外展、下肢弯曲。

（2）运动间隙用枕垫、木架维持肢体功能位，防止上肢屈曲、足下垂等畸形。

（3）可逐步增加坐、立、行走练习，用正确步态行走、上下楼。注意加强保护，防止跌伤等意外。

（4）上肢活动功能初步恢复后，着重做爬墙、抓放物品、盘核桃等运动，加强自理能力练习：进餐、梳洗、穿脱衣服等。

（5）情况进一步好转，可进行写字、编织、园艺等劳动治疗。

中风恢复期家庭肢体功能康复训练

平衡训练

开始时坐在床边，双腿下垂于床边，再下地坐椅子，每次坚持 10～15 分钟，然后练习站立平衡，最后步行训练，其步骤为：站立练习，分为助手扶住站立、扶杖站立、扶坐椅站立，站立时身体左右转动，左右侧弯和前后倾斜。

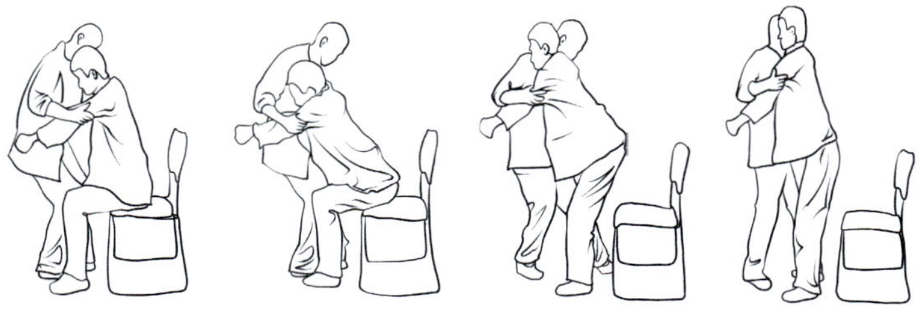

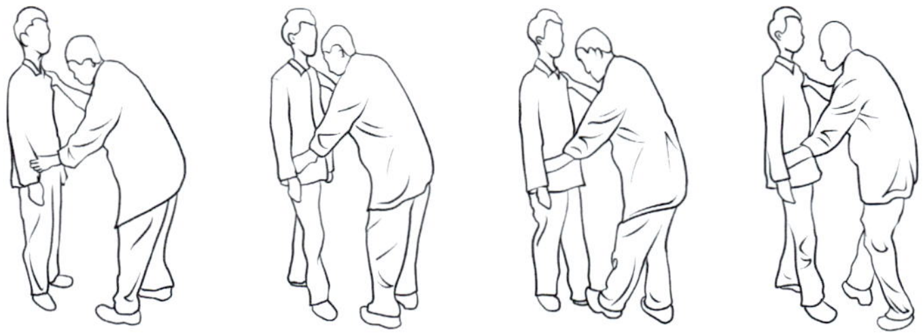

坐位平衡训练

患者在无支撑下静坐，头部和躯干调整为中间位，肩关节外展，外旋，肘关节伸展，腕关节背伸，患手支撑于床面，髋关节、膝关节、踝关节屈曲 90° ，双足踏地与肩同宽。患者保持数秒后，慢慢倒向健侧，自己能调整至原位，必要时给予帮助并注意安全，防止跌倒。静态坐位平衡训练后，患者双手进行 Bobath 握手，伸向身体各个方向，不要增加支撑面完成自动态平衡训练直至他动态平衡训练。

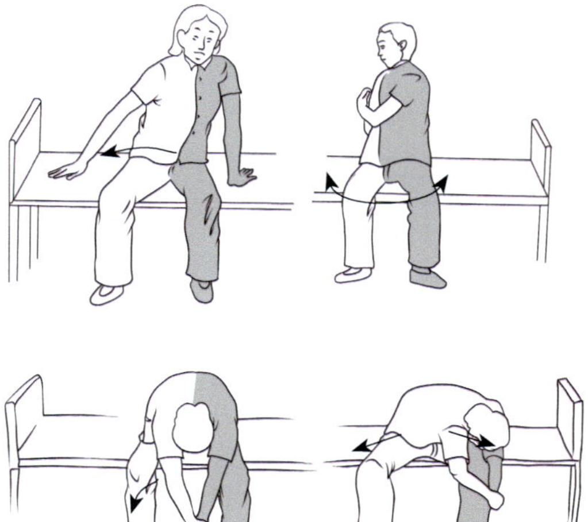

坐位平衡训练

立位平衡训练

首先进行坐位站起训练，掌握重心转移，患腿负重，体重平均分配。动作要领为双足后移，屈膝稍大于 90°，躯干伸直前倾，肩和双膝前移过脚尖，然后髋、膝伸展站起。坐下时，躯干前倾，膝前移及髋、膝屈曲坐下。立位平衡训练前，坐位提腿踏步，增加肌力，为站立做准备。患者站起后，双手垂于体侧，膝关节不能过伸或过屈，保持站立位。可逐步进行扶持站立、平衡杠内站立、逐渐除去支撑为徒手站立、能患肢负重、重心左右移动，达到自动态立位平衡。在受到外力推拉的情况下能调整重心保持平衡，说明已达到他动态立位平衡。

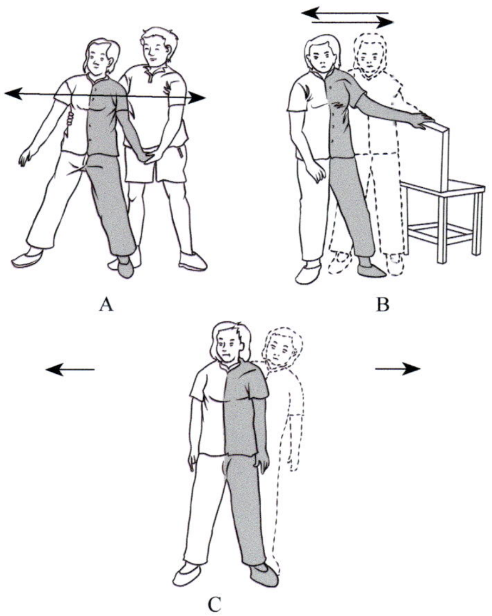

立位平衡训练

1. 独立站起

（1）双足分开与肩同宽，患足稍后；

（2）患者 Bobath 握手，双臂前伸躯干前倾；

（3）双肩超过双膝时抬臀，伸膝站立。

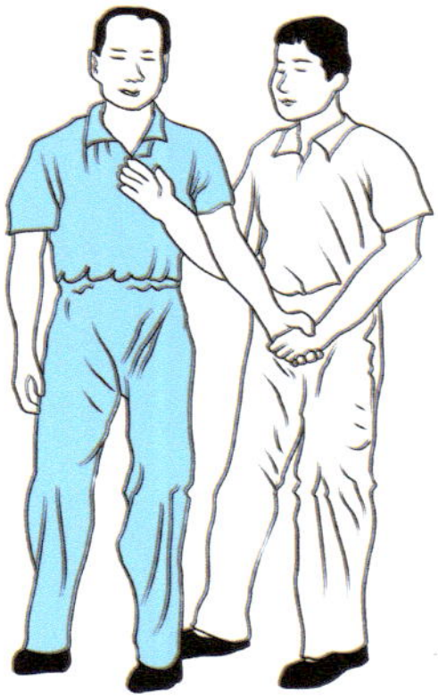

A

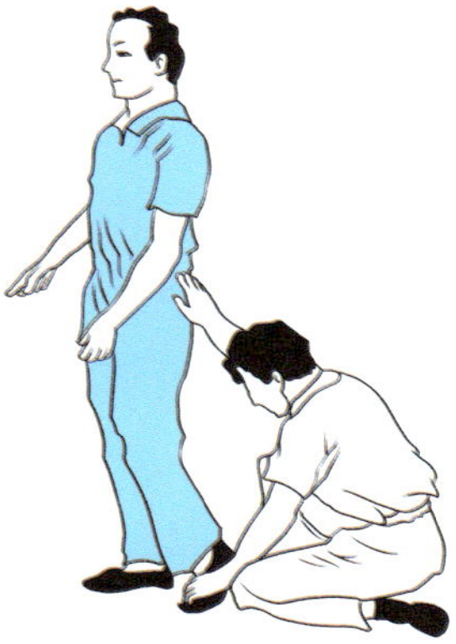

B

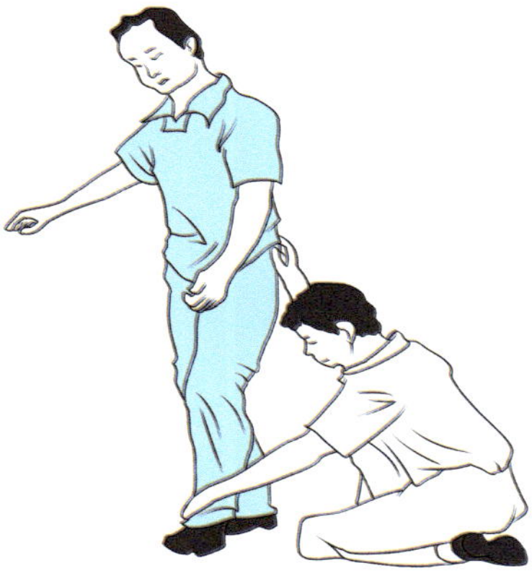

C

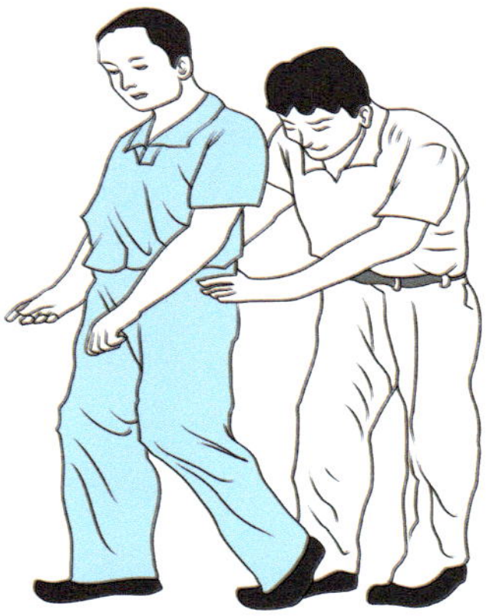

D

2. 迈步练习

重度偏瘫患者助手协助训练。

3. 行走练习

（1）手杖使用步态

调整高度：手柄与股骨大转子高度相同，以手肘弯曲 30° 为宜。

步行顺序：手杖→患腿→健腿。

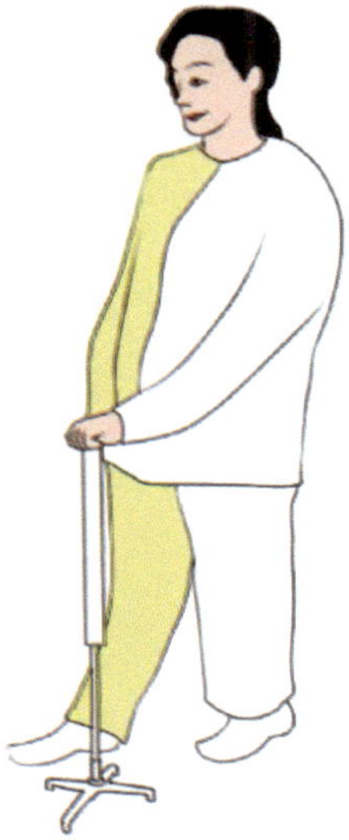

注意事项：① 持手杖向前伸出。② 患腿向前迈一步，由健侧下肢和手杖负重。③ 健腿向前迈步，由患侧下肢和手杖负重。练习时注意保持身体平衡。④拐杖在脚前、旁 15cm。⑤健手持拐杖，照护者站在患者持拐另一侧。⑥四脚手杖把手的开口应向右，拐杖要距离患者的远近适中。⑦行走前先站稳，步伐不宜太大。

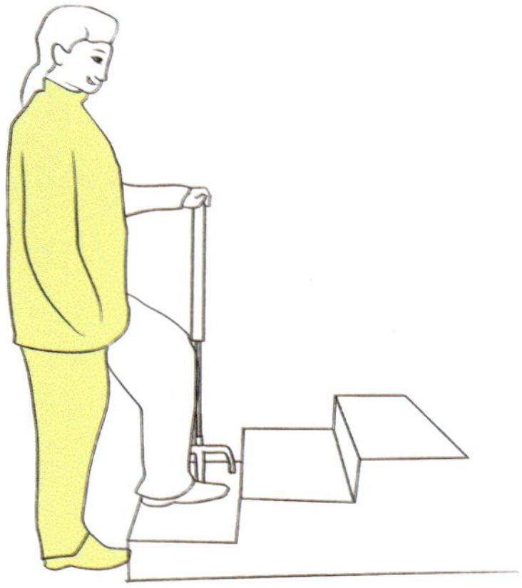

（2）上楼梯

上楼梯顺序：手杖→健腿→患腿。

注意事项：① 健手持手杖放在上一级楼梯；② 健腿向上迈一级，由患侧下肢和手杖负重；③ 患腿向上迈一级，由健腿下肢和手杖负重。练习时注意保持身体平衡。

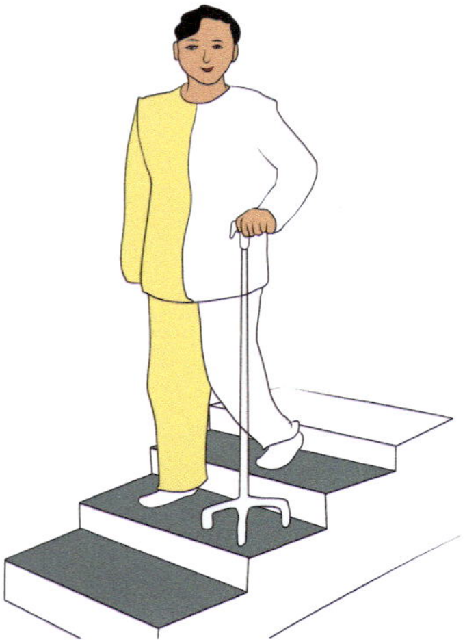

（3）下楼梯

下楼梯顺序：手杖→患腿→健腿。

注意事项：① 健手持手杖放在下一级楼梯；② 患腿向下迈一级，由健侧下肢和手杖负重；③ 健腿向下迈一级，由患侧下肢和手杖负重，练习时注意保持身体平衡。

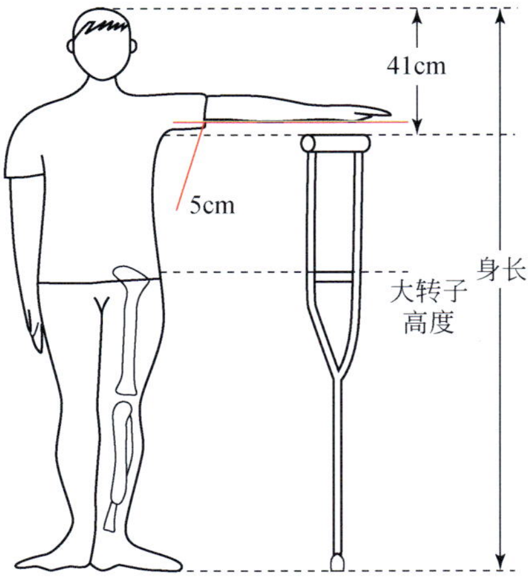

（4）双拐使用步态

检查脚垫、腋垫是否完好，调整高度：与腋窝距离四个横指宽，拐杖下端置于足尖 10cm，再旁开 10cm。

四点步态法：按照右侧拐杖→左脚→左侧拐杖→右脚顺序分别前进。四点步态适用于双脚可支撑身体部分重量的患者。

三点步态法：按照两侧拐杖→患肢→健肢顺序分别前进。三点步态适用于一脚部分或完全不能支撑身体重量，另一脚可支撑全身重量的患者。

两点步态法：右侧拐杖与左脚同时前进→左侧拐杖与右脚再前进。两点步态法适用于双脚可支撑部分身体重量的患者。

注意事项：①上臂夹紧控制重心，保持身体直立；②身体重量用把手负重，腋垫负重会损伤臂丛神经；③行走时，陪伴者站在患者背后患肢侧旁；④腋拐需成对使用，避免造成脊柱侧弯和背痛，如只需单侧支撑，应选择肘拐。

（5）助行架使用步态：把手部位选择以手肘能弯曲 30° 为宜，与股骨大转子高度相同。

照护者协助患者站在助行架内中心位置；指导患者双手握紧扶手；向前移动助行架一步距离；助行架向前放置平稳；患肢向前迈出，重心前移；迈腿时助行架保持不动；健侧向前移动一步；稳定后，将助行架向前移动；重复上述动作。

注意事项：使用步行式助行架时迈步不应距离步行架太近，否则容易向后跌倒。

日常生活活动（ADL）训练

先进行单侧活动，再进行双侧协调活动，先粗大后精细，先简单再复杂，分解动作掌握后再进行组合运动。训练时注意观察患者的情况，一旦发现异常姿势及时调整。功能训练是反复学习、实践，逐渐加强的过程。对患者发生的微小变化给予评价和鼓励，以保证训练顺利进行。

进食指导

（1）早期进食要保持全身放松，头部略向前倾，颈部微微弯曲，躯干伸直，患侧上肢以伸展位平放在餐桌上，掌心向下，健手进食；

（2）切忌将患侧手臂下垂或屈曲放置在胸前，以防止肩关节半脱位发生或加重脱位；建议餐具下垫毛巾或带橡皮垫的防滑碗、盘子；

（3）单侧忽略的患者，家属站在患侧提醒患者进食，防止一侧食物漏食，克服对偏瘫侧的忽视。

更衣指导

（1）护士评估患者动态坐位平衡和认知功能良好后，方可进行穿脱衣服的训练。

（2）其原则为先穿患肢，后穿健肢。先脱健肢，后脱患肢。衣服建议穿宽松、纯棉质地、开衫为宜。

1. 穿开衫

患者将衣服横放于双膝上整理，将上衣的里面朝外，衣领朝上，使患手容易穿入其中，然后将衣袖沿手臂拉到肩部。肘关节伸展，肩胛前伸。患者健手从身后绕过去抓住衣服，拉向健侧，也可用牙齿咬住衣领，直到健手穿入另一只衣袖。整理衣服，使纽扣对准扣眼，用健侧拇指撑开扣眼扣上纽扣，若手指功能较差，将纽扣换成魔力贴。脱衣时相反。

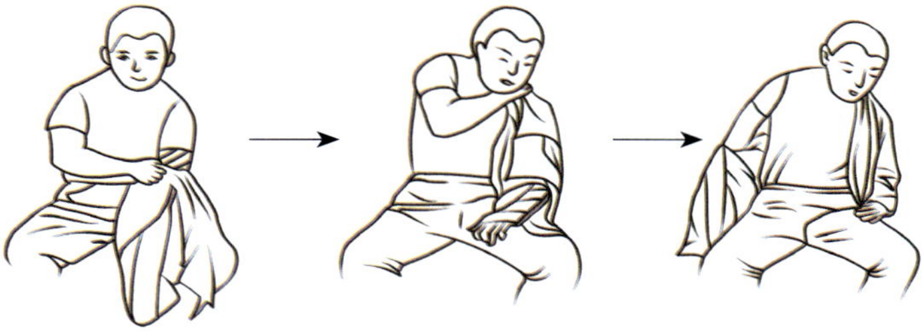

穿开衫

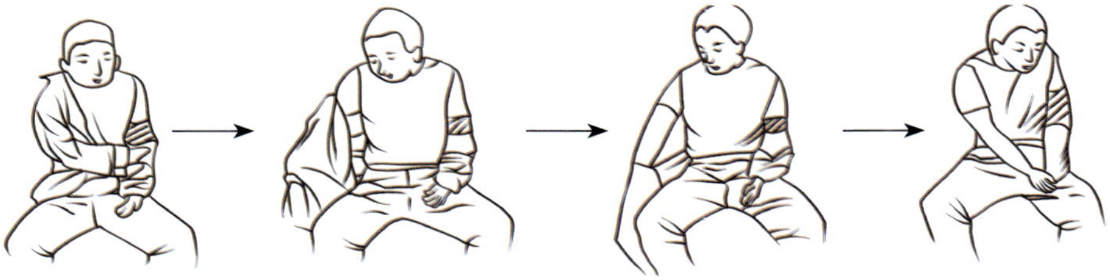

脱开衫

2. 套头衫

穿脱较开衫难以完成。穿套头衫时，患者在双膝整理好衣服，使领子在远端，颈部的标签在上，患侧手臂伸进衣袖里，健手将衣袖拉到肩，然后健手穿入另一只袖子。抓住套头衫的背面套过头部，同时身体前倾使患者手臂保持伸直。脱套头衫时，将衣服后部分向上拉起，先退出头部，用健手先将患侧脱出衣袖，然后再摆动健侧上肢衣袖脱出。

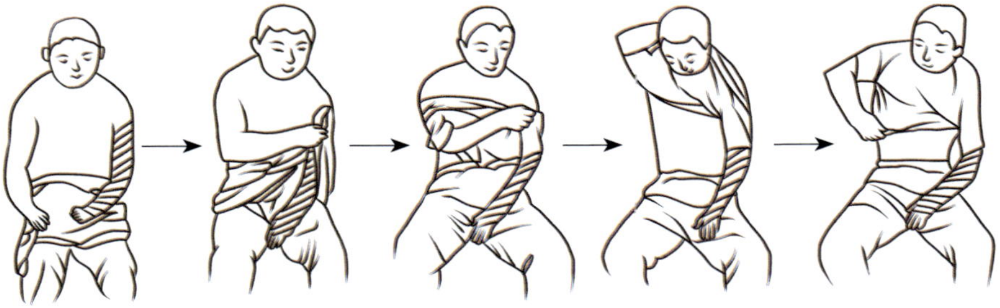

穿套头衫

3. 穿脱裤子

训练时临床上多采用组合体位即坐位 - 站位。穿裤子时，患者首先将患腿交叉放在健腿上，用健手将裤腿穿进患腿中，并穿至膝部以上，患足平放于地上，患手放在膝部，健手将裤子穿进健腿，双膝负重站立，将裤腰拉至腰部。裤腰以松紧带为宜。整个过程中患侧上肢保持前伸，避免自然下垂或屈曲放于胸前。

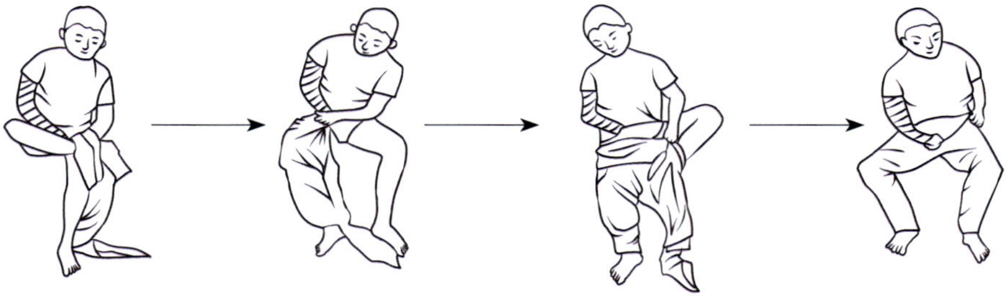

穿裤子

如厕动作

患者独立完成如厕动作的前提，能掌握轮椅到便器的转移动作以及从便器起立的方法。

选择较高的便器有利于患者的起坐，蹲坑式便器需要更换，或者制作坐位木架，放置于蹲坑式便器之上，卫生间内要安置扶手，防止蹲起滑倒。

大小便管理

（1）生活不能自理者，男性患者可用集尿器，使用尿壶或塑料小袋系于外生殖器上等，女性患者用塑料便盆帮助完成大小便；

（2）白天多饮水，晚上减少饮水量，避免影响休息；

（3）用力排便有加重病情可能，早期开始活动，多吃粗纤维蔬菜，如芹菜、小白菜等保持大便通畅，无糖尿病患者吃香蕉润滑肠道，有利于排便；

（4）养成定时排便的习惯，每日一次为宜，如排便困难或 3 日无排便使用缓泻剂或开塞露等，便秘严重者可用低压肥皂水灌肠，排便时按摩腹部。

协助患者安全淋浴

（1）采用浴缸和站立位的淋浴。饭后不宜立即淋浴，饭后 30 ～ 40 分钟后进行，浴室温度在 24 ～ 26 摄氏度为宜，用健侧肢体测试水温，以免发生烫伤或着凉，时间不超过 30 分钟。

（2）患者洗不到的地方，使用加长的刷子，或者将毛巾两端固定环扣，健侧手在后背上方，拉动毛巾擦洗后背。

（3）使用专门淋浴用椅，防止滑倒。

（4）不建议患者用浴缸洗浴，进出浴缸不方便，存在安全隐患，如果使用，患者靠近并站在浴缸外，背对着已放在浴缸上的浴板，小心地坐在浴板上。健腿先移进浴缸，患腿要“搬”进浴缸。

（5）当患者双腿都在浴缸内时，协助患者站起、站稳后向浴缸中央挪动，面对水龙头再坐在浴板上。

进食注意事项

（1）保持进食环境安静，减少干扰，不要与患者交谈，以免分散患者注意力；

（2）喂食者采用坐位，与患者保持平视，必要时给予患者适当的语言提示，比如张口、咀嚼和吞咽等；

（3）在进餐后 30 分钟内应观察患者有无窒息、咳嗽、音质改变等征象；

（4）增强口腔清洁，中风患者由于经历了多种应激情况，如意识障碍、经口呼吸、插管等，对口腔健康产生负面影响。① 用具：推荐采用儿童软毛带背胶的牙刷，刷毛可增加机械的摩擦力，有效将牙齿面、牙缝隙、牙菌斑清洁干净，患者舒适度提高。牙刷的背胶可对患者的颊部进行按摩，增强口腔间接训练。② 口腔护理频次：每日给予早晚及三餐前后的口腔护理。③ 口腔护理液：患者口腔没有感染的情况下，最好采用 0 ～ 4 摄氏度的凉开水，清洁的同时可以诱发吞咽反射。④ 口腔护理步骤：准备盛满漱口水杯，牙刷蘸少量漱口水，潮湿即可。按照正常人刷牙顺序和方法清洁口腔，最后用止血钳夹紧清洁湿棉球将口腔内食物残渣裹出。

中风患者的功能训练应掌握循序渐进的原则，按照卧、坐、立、行的顺序逐步训练。

运动训练常用的一些器械

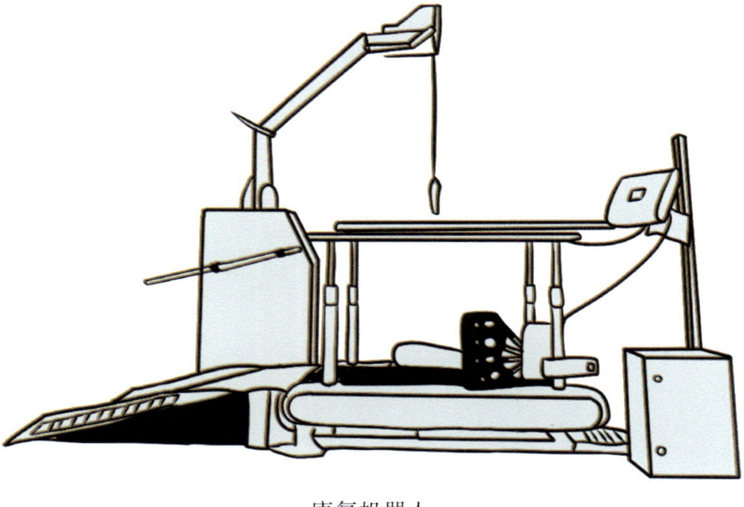

康复机器人

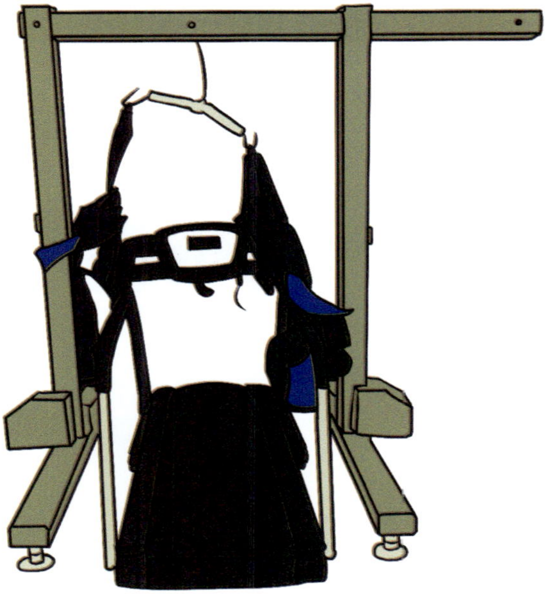

电动跑步台

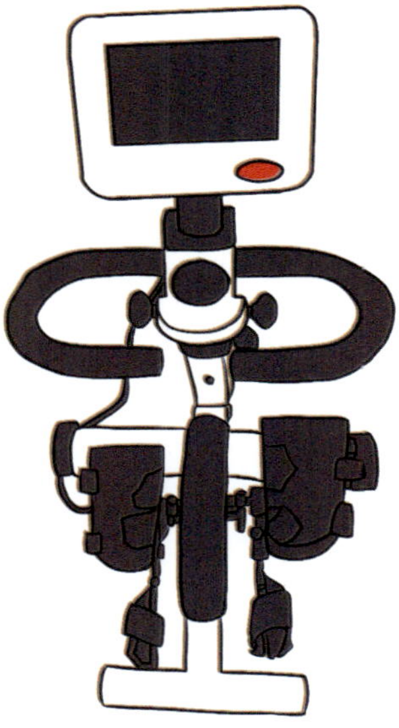

脊柱训练系统

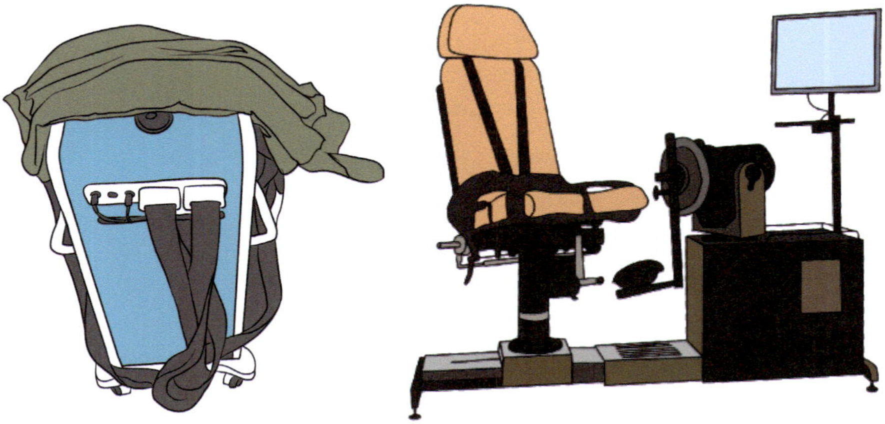

等速肌力测试训练仪

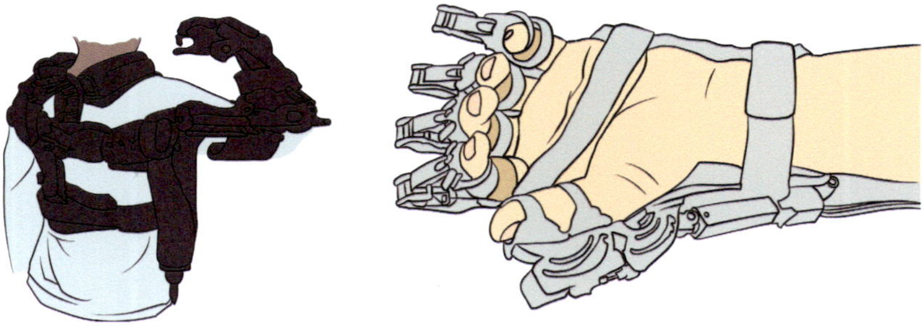

康复机器手

作业治疗

作业治疗用于改善手功能指向性专项训练。

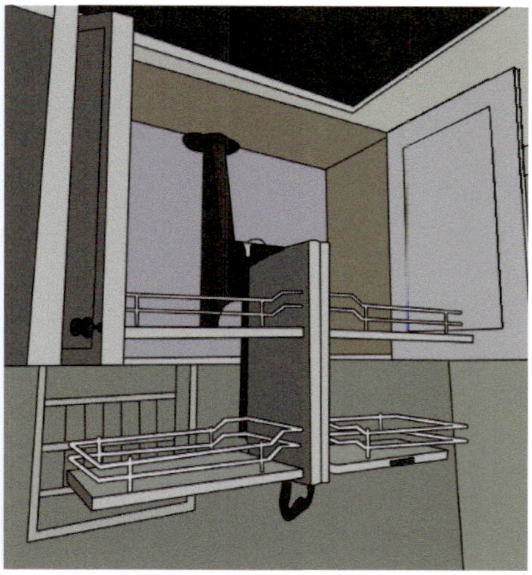

可升降的整体橱柜

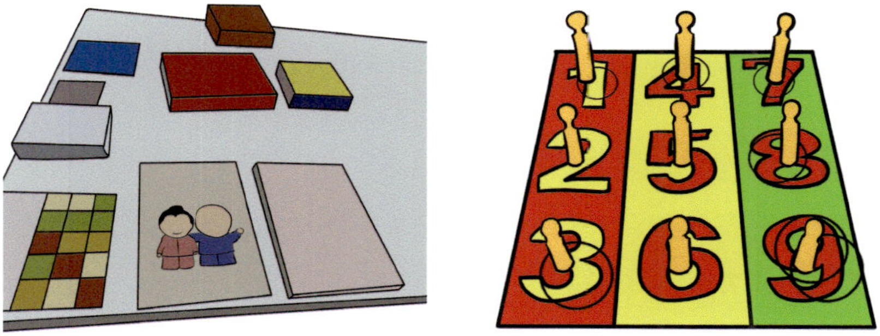

作业治疗室（OT 室）

家庭康复中要注意什么

1. 适量运动

生命在于运动，运动有助于气血流通、增强体质、提高机体的抗病能力。运动形式有很多种，如气功、太极拳、保健操等，但其中最为简便易行的是散步。

（1）一般每次康复时间为15分钟左右，每日2～3次即可，速度应缓慢，以微微汗出为度，心率每分钟110～120次为度。运动过程中，如出现异常症状，如头痛、头晕、心慌、恶心、呕吐等，要立即停止运动。

（2）持之以恒、循序渐进；注意安全，防止意外。

2. 保持肢体良肢位

（1）瘫痪肢体的手指关节应伸展、稍屈曲，为此可将手指指端轻搭在软毛巾上；

（2）肘关节应微屈，上肢肩关节稍外展，避免关节内收，伸髋、伸膝关节；

（3）为了防止足下垂，应使踝关节稍背屈；

（4）为了防止下肢外旋，需要在外侧部放沙袋或其他支撑物。

3. 加强瘫痪肢体的活动

加强瘫痪肢体的活动包括肢体按摩、被动活动及坐起、站立、步行锻炼等，可防肢体挛缩、畸形。

（1）着重偏瘫一侧手脚的伸展运动：肩外展、上肢伸展、下肢弯曲；

（2）运动间隙用枕垫、木架维持肢体功能位，防止上肢屈曲、足下垂等畸形；

（3）逐步增加坐、立、行走练习，进行正确步态行走、上下楼。注意加强保护，防止跌伤等意外；

（4）上肢活动功能初步恢复后，着重做爬墙、抓放物品、盘核桃等运动，加强自理能力练习：进餐、梳洗、穿脱衣物等。

4. 不要过度关节被动运动

在做关节被动活动时必须注意角度及频度，一般各关节每一单元活动 3 ～ 5 次，每日重复 3 个单元活动量即可达到康复目的。为了防止关节挛缩，切忌几十次、上百次粗暴地被动活动关节。

第7部分　偏侧空间忽略

什么是偏侧空间忽略

偏侧空间忽略是脑损伤（包括脑梗死、脑出血、颅脑外伤、脑肿瘤等）患者的一种视空间注意障碍及行为异常。偏侧空间忽略是右半球损伤常见症状。当你跟患者从左侧打招呼，患者只能从右侧寻找打招呼的人，这种只能注意右侧的反应，而不注意左侧，是偏侧空间忽略的一个特征；患者对这种病态漠不关心，也是其另一特征。

偏侧空间忽略分类

1. 根据行为模式分类

视觉性忽略：尽管视力没有损伤也没有明显的视野缺损，但是患者对病灶侧的对侧视觉并不注意。

听觉性忽略：与视觉性忽略一样，临床上出现相同的表现。

触觉性忽略：临床报道较少。

运动性忽略：尽管没有运动区的损伤或明显的运动障碍，但是损伤侧的肢体运动幅度减小，运动启动延迟，或者是执行运动时异常缓慢。

表象性忽略：指在脑中对一项任务、行动或环境进行视觉成像时，忽略了病损对侧一半，又叫影像忽略。

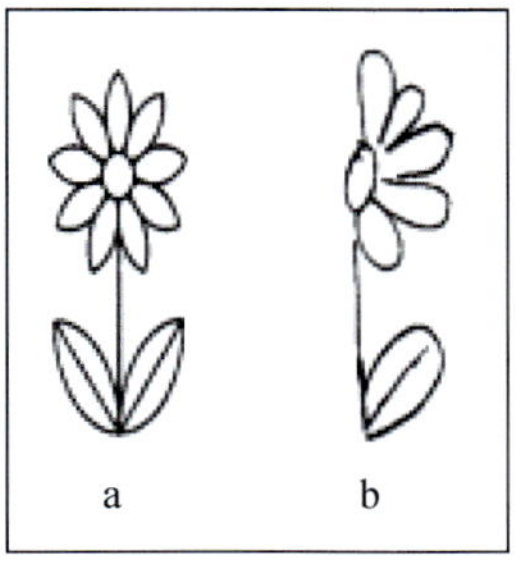

临摹花瓣

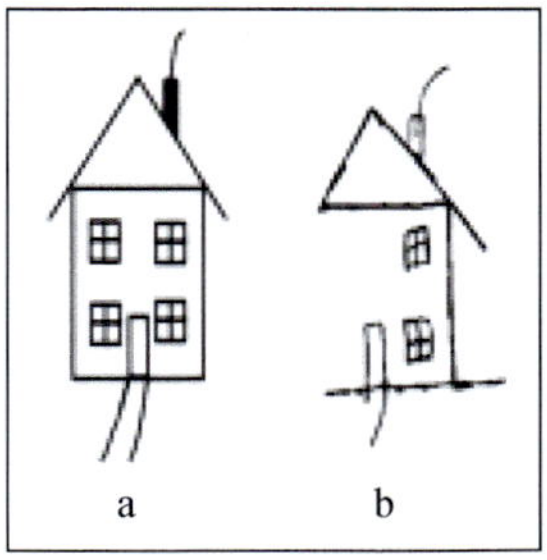

临摹房子

a—原图；b—左侧忽略

2. 根据异常行为的分类

个体忽略：对受损半球对侧的身体不能觉察，比如衣服只穿一半或只梳一半头。

空间忽略：不能认识病损半球对侧空间的刺激。比如吃饭只吃一半，走路会撞到门框。

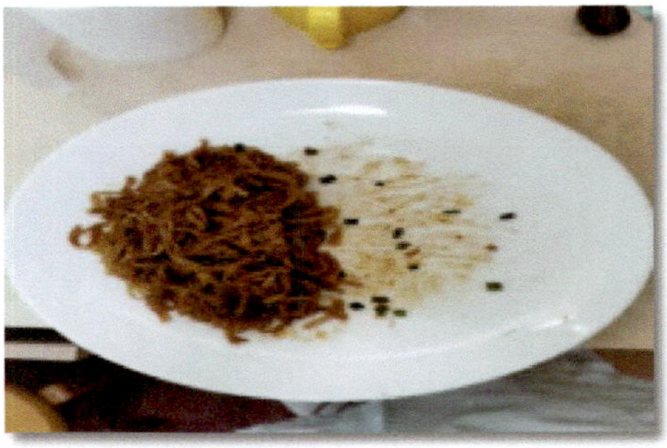

3. 偏侧空间忽略行为训练

（1）视觉扫描训练：让患者划销作业纸上指定的字母、数字等。或者利用计算机训练软件进行视觉搜索或追踪练习。

（2）交叉促进训练：健侧的上肢越过身体中轴线在患侧进行活动

和作业。

（3）感觉统合训练：进行冷觉、热觉、触觉、视觉刺激；在患者注视下，照护者用手、粗布、刷子、冰或按摩器摩擦患者忽略侧的上肢。

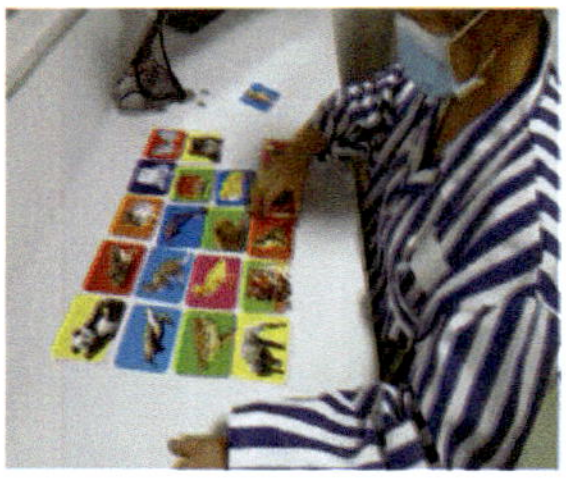
视觉扫描训练

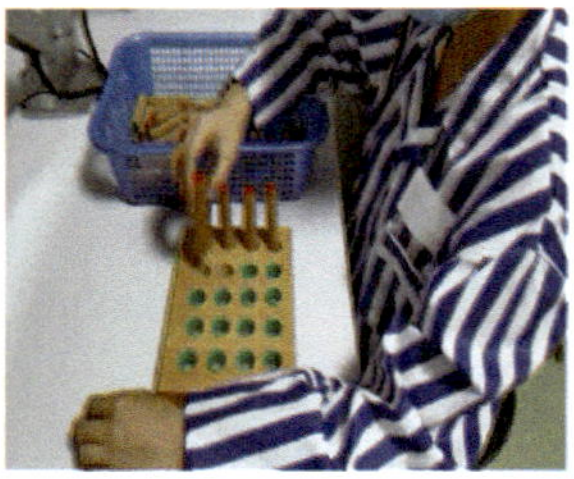
交叉促进训练

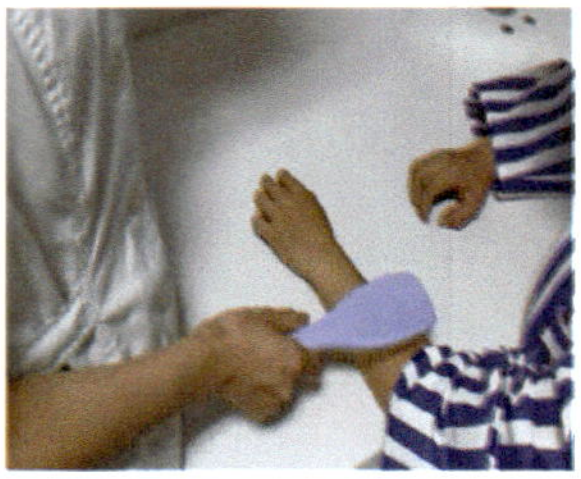
感觉统合训练

4. 日常生活注意事项

（1）在房间环境布置时床头柜、电视、日常生活用品朝向忽略侧。

（2）在日常生活中应该注意尽量从忽略侧给予视觉、听觉等刺激，比如在交流时选择在忽略侧进行。

（3）让患者了解他存在的问题并主动去代偿，如进食时提醒其勿忘吃左侧的食物，穿衣、修饰时使用镜子等及时把错误反馈给患者使其改正。

（4）将易碰倒和损伤的物品仍暂放在患者健侧。

（5）环境中设安全警示，防止跌倒标识等。

（6）把忽略侧的轮椅手闸的手柄加长并作上标记、忽略侧足踏板涂上颜色或做标记等。

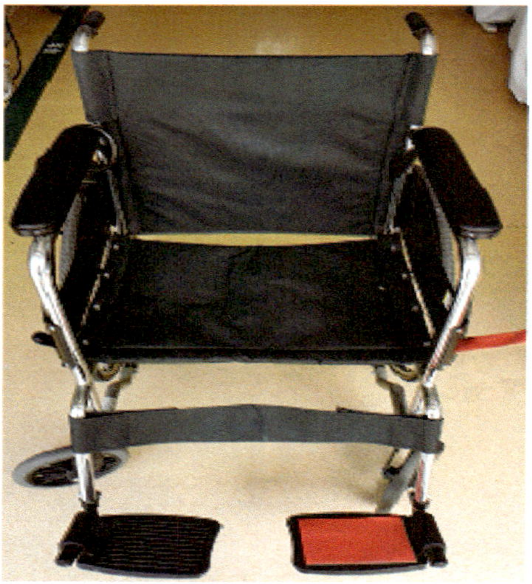

第8部分　并发症预防

深静脉血栓的预防

1. 什么是深静脉血栓（DVT）

深静脉血栓是指血液非正常地在深静脉内凝结，属于下肢静脉回流障碍性疾病。

症状：多发生于下肢，主要临床表现是一侧肢体突然肿胀，局部感觉疼痛，行走时加剧。轻者局部仅感沉重，站立时症状加重。患肢颜色多呈紫红色，皮温升高。

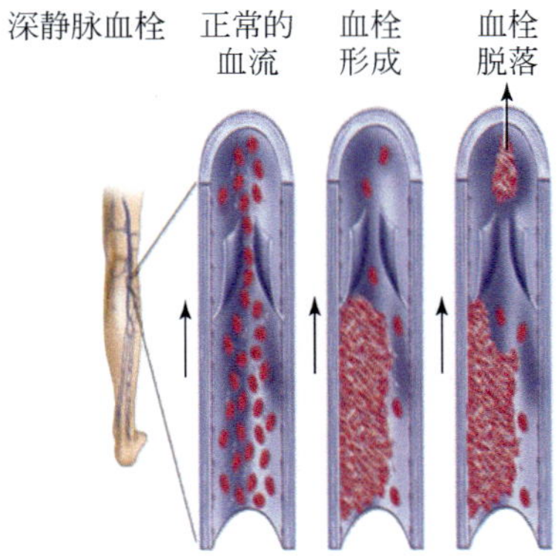

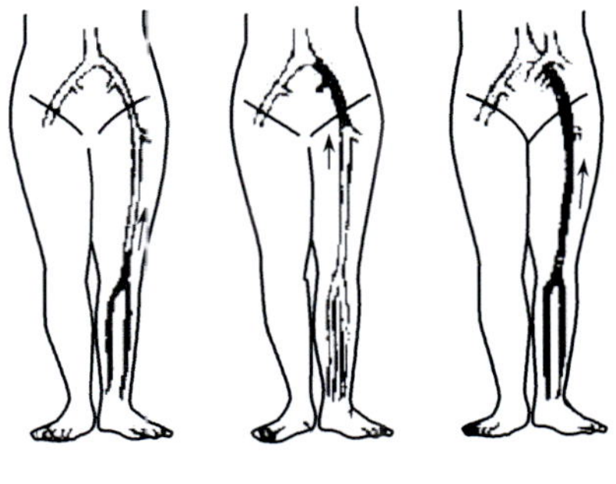

(1) 周围型　(2) 中央型　(3) 混合型

2. 深静脉血栓的危害——PTE(肺栓塞)

深静脉血栓一旦脱落，可随血流进入并堵塞肺动脉，引起肺栓塞，从而导致死亡。

深静脉血栓的预防有哪些?

（1）生活篇

1）适度补液、多饮水，均衡膳食，戒烟，控制血糖，勿使用过紧衣物。

2）保持心情舒畅、减轻体重、避免用力排便、保持大便通畅。

3）体重管理：应把体重指数控制在较为理想的范围。

4）运动管理：要少做诸如看电视、打牌、喝茶、看报纸等久坐不动的活动。

体重指数（BMI）= 体重（公斤）÷ 身高（米）^{2}	
理想	19.0 ～ 23.9
超重	24.0 ～ 27.9
肥胖	≥ 28.0

（2）主动功能锻炼篇

1）直腿抬高运动：缓慢抬起整个下肢，保持 5 ～ 10 秒，保持同样的姿势缓慢直腿放下，2 ～ 3 次 / 天，15 ～ 20 分 / 次。

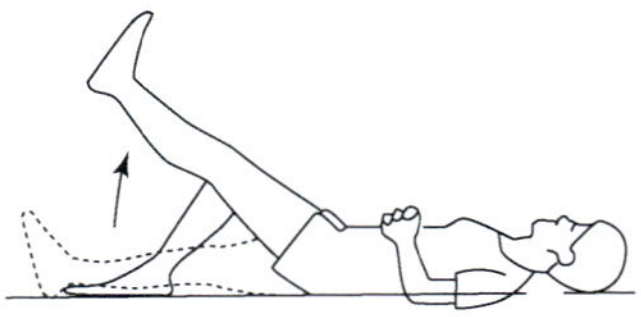

直腿抬高练习

2）膝关节屈伸运动：取仰卧位，两腿膝关节同时进行一曲一伸的运动，2 ～ 3 次 / 天，15 ～ 20 分 / 次。

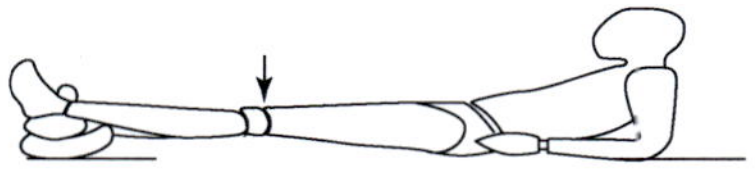

膝关节伸直

3）股四头肌等长收缩运动：股四头肌是人体大腿肌肉，位于大腿前面，是人体最大最有力的肌肉之一，它的作用是维持膝关节的稳定，有助于人类行走和奔跑。让患者平卧床上，放松下肢，脚尖向上勾起，用力绷紧下肢保持 3 秒，放松如此重复，每组 50 ～ 100 次，每日 3 ～ 5 组。

注意事项：股四头肌收缩时肌肉是绷紧状态，股四头肌内侧可见明显隆起；髌骨是向上运动的；腘窝紧贴床面而不抬离床面。

4）踝泵运动：踝泵运动是指通过踝关节运动，像泵一样促进下肢的血液循环和淋巴回流。分为屈伸和环绕，5 ～ 10 分钟 / 小时，5 ～ 8 次 / 天。

屈伸运动：患者平卧，大腿放松，尽最大角度做踝关节背屈动作，向上勾起脚尖朝向自己，维持 10 秒，再向下做踝关节跖屈动作，让脚尖朝下维持 10 秒，如此重复。

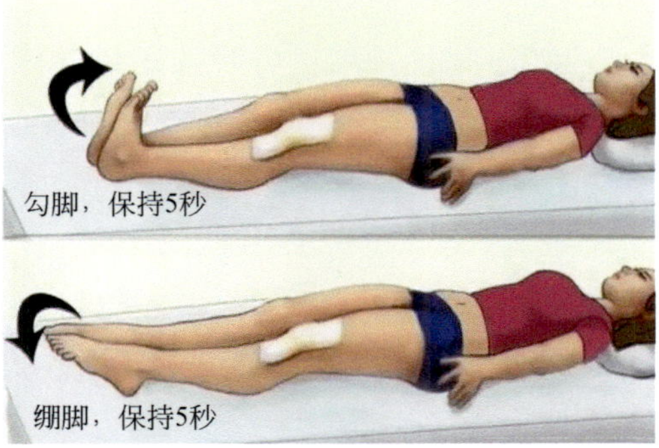

环绕运动：患者踝关节背伸、内翻、跖屈、外翻组成的环绕动作，分为顺时针、逆时针两个方向交替进行，对增加股静脉血流效果较好。

5）深呼吸运动：胸腹式联合呼吸。

方法：深吸气时，要缓慢，先使腹部膨胀，然后使胸部膨胀，达到极限后，屏气几秒钟，呼气时，要用力，先收缩胸部，再收缩腹部，尽量排出肺内气体。

练习频率：每日 2 ～ 3 次，每次 5 分钟。

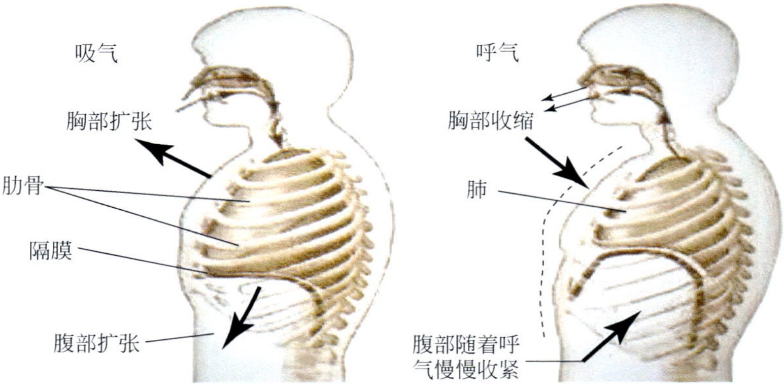

6）小腿肌群挤压运动：由踝腱起自远心端向近心端做小腿肌肉的挤捏按摩运动，每天 3 次，每次 10 ～ 15 分钟，再以揉法按摩双侧足三里穴，每个穴位 1 ～ 3 分钟。

（3）物理预防：分级加压弹力袜

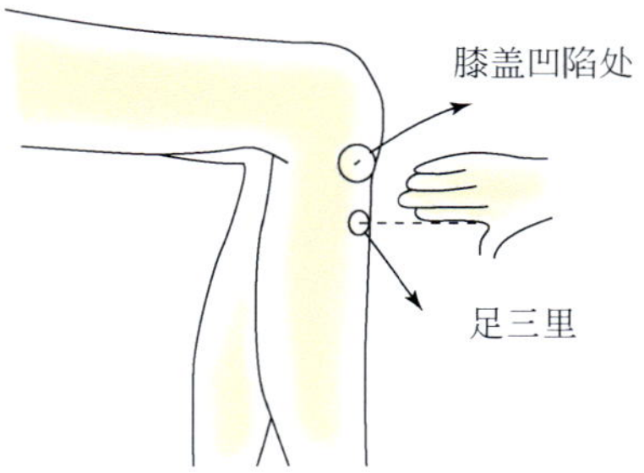

使用方法：选择合适的尺寸，弹力袜分为小号 S、中号 M、大号 L、加大号 XL，测量穿者腿部的三个主要尺寸（厘米），清晨起床时测量。

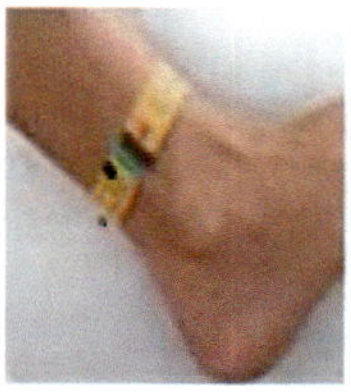

脚踝上方最细部位周长

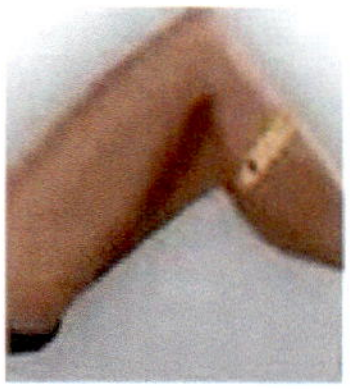

小腿最粗部位周长

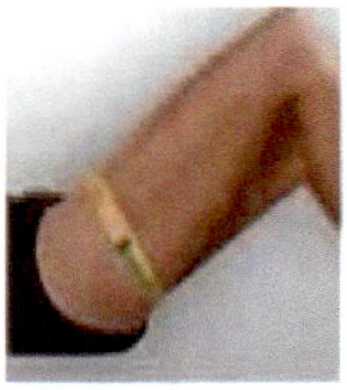

大腿根部最宽处周长

压力性损伤预防

1. 什么是压力性损伤

压力性损伤是由于局部组织长期受压，发生持续缺血、缺氧、营养不良而致组织溃烂坏死。

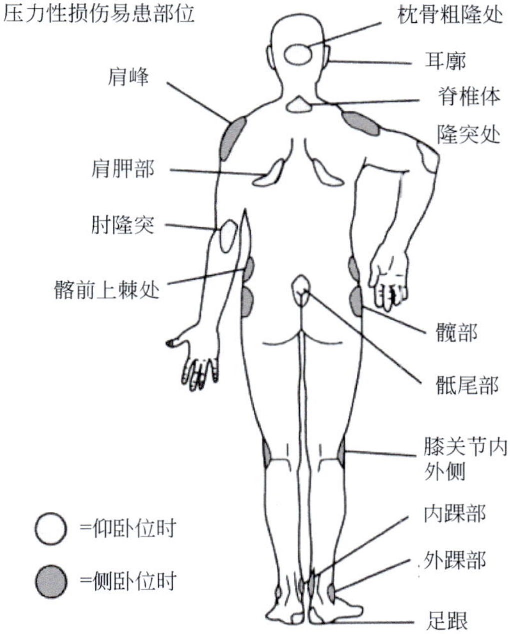

2. 压力性损伤的预防措施

（1）营养不良是压力性损伤发生的危险因素，丰富的蛋白质摄入，可以预防压力性损伤。

（2）勤翻身：翻身可防止患者同一部位长时间持续受压。一般 2 小时翻身一次，翻身时动作要轻柔，避免拖、拉、推等动作，以免擦伤皮肤。骨突起部位，应加用海棉垫，以减轻局部受压。

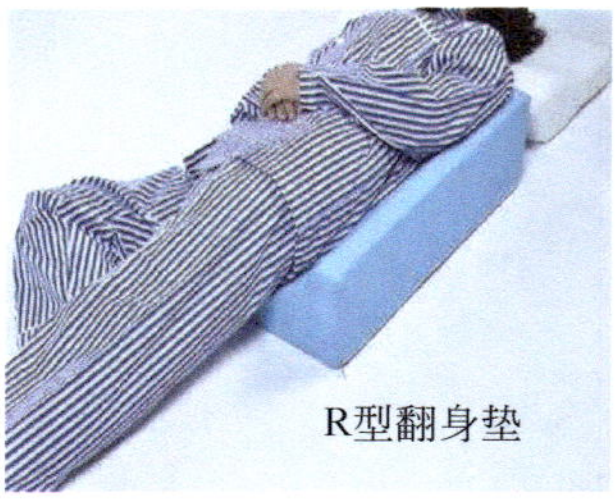
R型翻身垫

（3）勤换洗：对大小便失禁的患者，要及时清除排泄物，避免因潮湿刺激皮肤，保持局部皮肤清洁卫生，以免感染。

（4）勤整理：要经常保持床铺清洁、平整、干燥、柔软，无杂物，防止擦伤皮肤。

（5）勤检查：每次翻身时要注意观察局部受压皮肤，发现异常时，立即采取积极措施，防止病情发展。

跌倒的预防

跌倒是指一个人不慎摔倒在地或地板上或其他较低的地方，中风患者由于存在运动和感觉障碍、平衡问题等危险因素，导致跌倒成为常见不良事件。据报道，70% 的中风患者跌倒发生在家里，且老年中风患者跌倒率明显高于一般老年人，跌倒可能会引发病人软组织创伤、头部损伤和骨折、个人日常生活技能的独立性降低等有害后果。

1. 跌倒危险因素

（1）自身因素：中风导致的平衡障碍、肢体无力、步态不稳、听觉和视觉障碍等。

（2）某些导致晕厥的疾病：如心律失常性晕厥、血压过高、低血糖、体位性低血压等。

（3）药物副作用：很多药物可以影响神志、精神、视觉、步态、平衡、血压等，增加了跌倒的发生率，特别是镇静催眠药、抗精神病药和麻醉镇痛药。

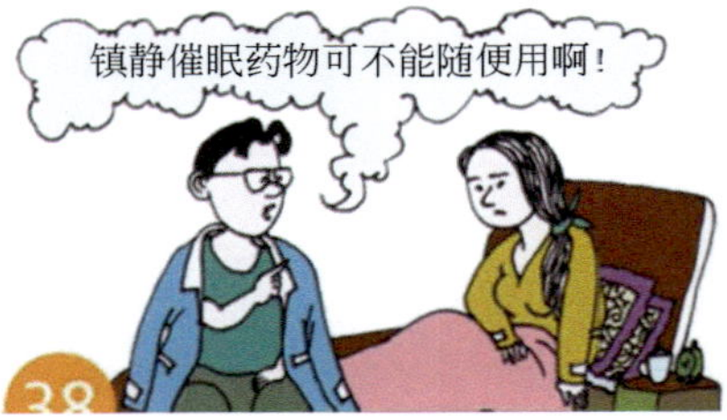

（4）环境因素：光滑的地面、过道障碍物，偶有地面潮湿、积水、光线不足、地面不平、 楼梯台阶高低不适等. 同时没有安全保障设施的卫生间容易造成患者跌倒，如马桶和浴池边无扶手、走廊内无扶栏、床未加用床边护栏、床铺过高、座椅过低等均增加了老年人跌倒的发生率。

（5）与活动有关的危险因素：大部分患者跌倒是在活动（如行走或变换体位）时发生。

2. 跌倒预防措施

（1）重视患者自身疾病导致的跌倒：对患有高血压、体位性低血压、脑供血不足的患者，让患者了解发病的前驱症状，掌握发病规律，指导患者改变体位或起床时动作要缓慢，避免因头晕而发生跌倒。

（2）加强功能锻炼：在家属保护的情况下，加强患侧肢体功能锻炼、平衡能力训练，部分患者由于偏侧空间忽略，不注意来自患侧的刺激，必须时刻提醒患者注意患侧。

（3）慎用药物：对服用镇静、催眠药的老年人，嘱其未完全清醒时不要离床活动。应用降糖、降压及利尿药物的患者，注意观察用药后的反应。与此同时，教育患者不乱用药物，严格遵医嘱用药。

（4）建立无障碍环境：采光充足，地面应平坦而不滑。日常用品放置于患者触手可及的地方，房间通道、厕所等安置护手栏，床铺加用床栏，夜间打开夜间照明装置。通道不应有障碍物。

（5）生活指导 ：指导患者穿防滑鞋，合身衣裤；告知患者不宜在空腹和饱餐时沐浴；适时正确使用辅助器具，如使用四脚手杖、轮椅等。

第 9 部分　中医特色康复

失眠中医护理方法

（1）营造舒适的睡眠环境；

（2）睡前中药泡脚 15 ～ 30 分钟，饮热牛奶一杯；

（3）睡前给予开天门疗法或自我按摩头面部、耳廓、涌泉穴等；

（4）遵医嘱给予安眠镇静药，中药可用酸枣仁粉、补心丹等，安神药宜睡前服用。

（5）入睡困难、烦躁不安者，可使用王不留行籽进行耳穴贴压，取耳穴心、交感、神门等穴位，每日按压 3 ～ 4 次，每次 2 ～ 3 分钟。

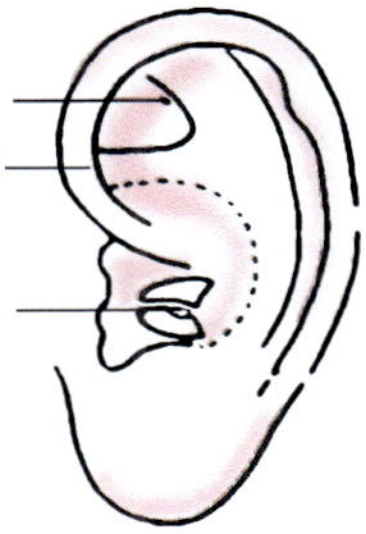

（6）食疗方：

小麦红枣粥：小麦 50 克、粳米 100 克、红枣 5 枚、桂圆肉 15 克、白糖 20 克，同煮成粥。功效：滋肾阴降火。

茯苓龙眼肉粥：茯苓 30 克、龙眼肉 100 克、粳米 100 克、白糖适量，同煮成粥。功效：益心脾、安心神。

呕吐中医护理方法

（1）取侧卧位，及时清理呕吐物，更换被污染的衣被；

（2）呕吐剧烈者，禁食，可为患者做腹部按摩（用掌心自上而下按摩）或轻拍背部；

（3）按摩内关、中脘、丰隆、风池等穴位。

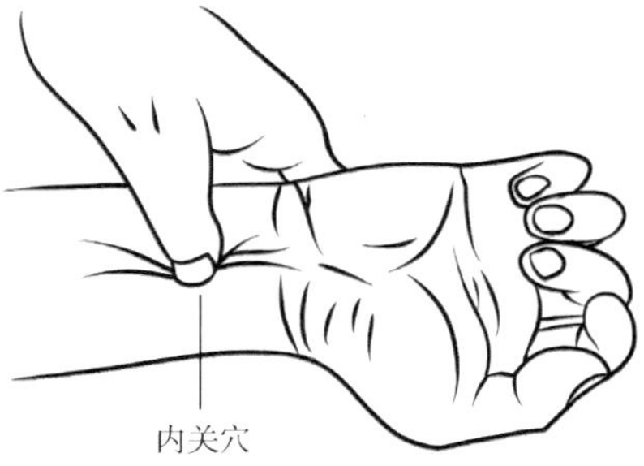

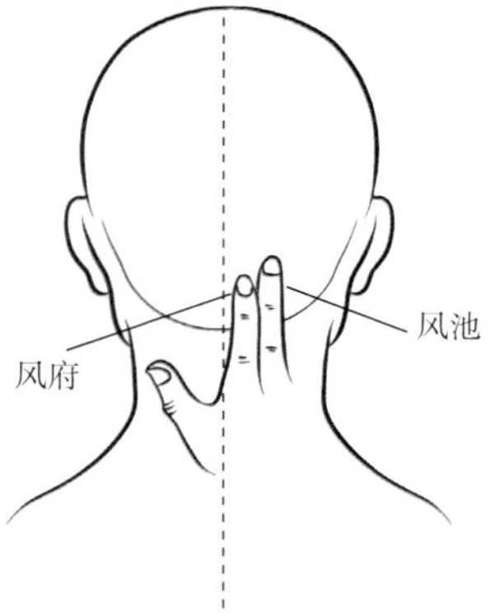

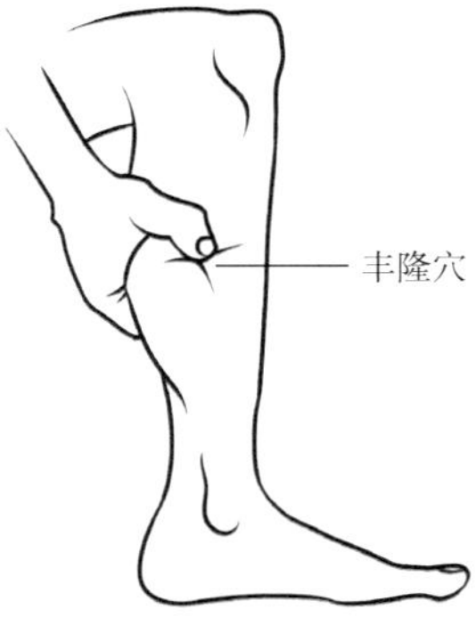

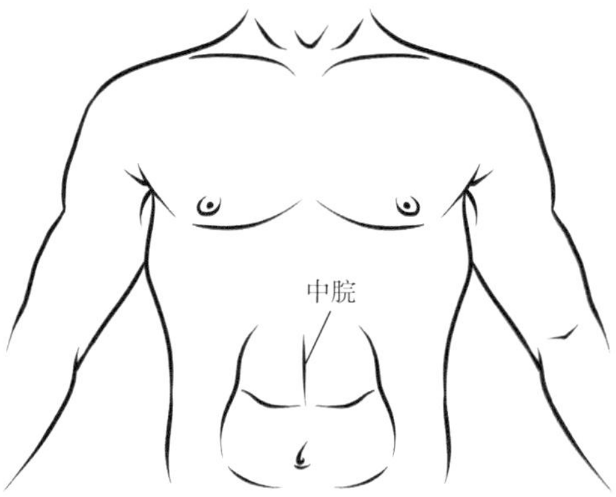

血证（吐血）中医护理方法

（1）注意观察患者呕吐物颜色、大便颜色、尿量、血压等，如有发现四肢厥冷、脉象微弱、呼吸急促等情况应立即报告医生，配合做好消化道出血的急救护理；

（2）使用云南白药、白芨合剂等治疗上消化道出血；

（3）止血后尽早给予肠内营养支持，促进胃肠功能的恢复。

便秘中医护理方法

（1）食疗方

菠菜粥：菠菜、粳米各 100 克，菠菜洗净放入沸水中烫至半熟，取出切碎，粳米煮成粥后放入菠菜。功效：益气润肠。

杏归芝麻糊：黑芝麻 90 克、杏仁 60 克、大米 90 克、当归 9 克，白糖适量，黑芝麻、大米、杏仁浸水后磨成糊状，煮熟后用当归、白糖煎汤调服。功效：健脾温通润便。

（2）腹部按摩：仰卧床上，全身放松，将两手手心叠放于腹部上，沿结肠走向：升结肠→横结肠→降结肠→乙状结肠→直肠，顺时针方向推搓，揉时用力适度，动作轻柔，每次 10 分钟。

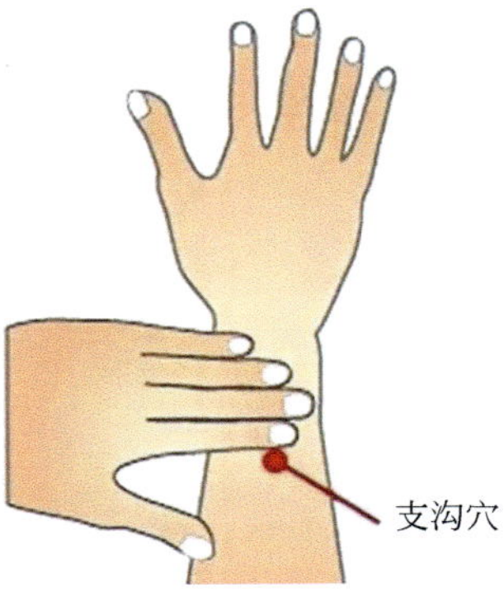

（3）穴位按摩：取支沟穴（治疗便秘特效穴）、足三里穴、三阴交穴。每次每穴按摩 10 分钟。

（4）耳穴贴压：使用王不留行籽进行耳穴贴压，取耳穴大肠、肺、胃、便秘点等。

肢体偏瘫中医护理方法

（1）中药熏洗法：手足肿胀或肤色暗紫患者给予活血通络中药（黄芪 30 克、防己 30 克、苍术 20 克、五加皮 20 克、白术 20 克）熏洗患肢，每日 1 次，每次 20 ～ 30 分钟。

（2）穴位按摩：取穴曲池、内关、血海、足三里、三阴交等，每日按摩 3 ～ 4 次，每次 10 分钟以益气活血通络。

（3）经络穴位拍打：循患肢手阳明大肠经、足阳明胃经经络走向循经络拍打以疏通经络，调节气血，经过以下穴位时重点拍打：合谷、手三里、曲池、肩髃、髀关、足三里、丰隆等穴，每日两次，每次 20 ～ 30 分钟，频率 80 ～ 120 次 / 分。

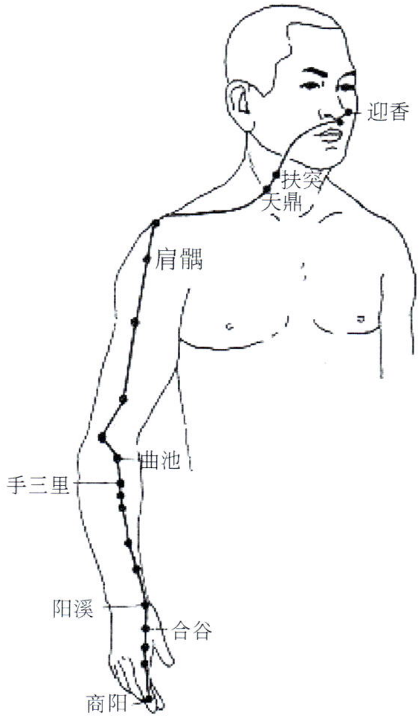

手阳明大肠经

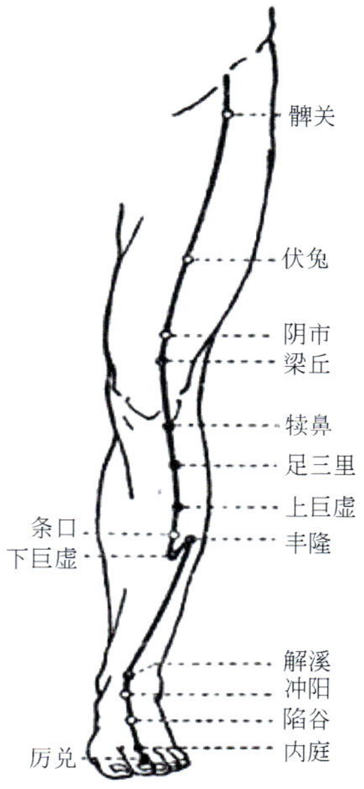

足阳明胃经

眩晕中医护理方法

（1）眩晕发作时应卧床休息，头部稍抬高，避免刺激，保持情绪稳定。

（2）避免诱因，改变体位时动作应慢，避免深低头、旋转等动作，防止摔倒。

（3）穴位按摩：掌揉百会穴，指压太阳穴、风池穴、内关穴，摩抹头两侧。

（4）王不留行籽耳穴贴压：取耳穴交感、降压勾、神门、皮质下等。

第 10 部分　社会家庭和人际关系管理

营造温馨和睦的家庭氛围，以缓解患者紧张、焦虑、孤独的情绪。

如何与失语患者沟通

（1）用缓慢、亲切的口吻和短而清晰的句子，对失语者讲话，与其多沟通。

（2）鼓励说话，不要强逼，发问时用简单直接的问题，使患者答“是”或“不是”。

（3）可通过表情动作取得失语者的信任，一个和蔼的微笑、一个关注的目光能增强失语者的信心。

（4）失语者常常十分自卑，要创造一种轻松、和谐的气氛，用他熟悉的名称及术语与其交谈。

（5）要有耐心，留足够的时间让失语者去思考和回答问题。

（6）要坦诚，尽可能去理解失语者说的每一件事，不要假装全部都能听懂他的话。

（7）不要打断失语者说话，或者完成他的句子给他“填空”。

（8）对于有严重沟通问题者，鼓励用手势帮助交流，例如：张口是吃饭，竖大拇指是如厕等，对他取得的微小进步给予及时鼓励。

语言功能训练

（1）从简单发单音、双音、短句到生活日常用语；

（2）给患者听音乐、听广播；

（3）逐步训练，让患者多开口；

（4）鼓励有文化者读晚报；

（5）家属陪护人员主动与患者交流，鼓励患者说话，使患者早日开口。

中风患者及家属应配合康复治疗

（1）要充分认识到康复治疗的重要性；

（2）在康复医生的治疗及监护下，尽早进行康复治疗，若病情允许，尽快进行强化治疗（每日 4 ～ 6 小时的训练）；

（3）要学会转移、搬运患者的技巧；

（4）不能盲目追求“能走”，而是要“走好”；

（5）给予患者充分的关爱，但不能“无微不至”；

（6）定期门诊，综合治疗，预防再中风。

您能行、您最棒！

出院回家后，生活质量能否恢复到中风之前，能否自理并重返社会，很大程度取决于患者自我康复的质量。因此，居家康复对生活自理能力的恢复至关重要。

当偏瘫侧肢体功能经过良肢位摆放、功能锻炼、自理能力训练等一系列练习后有一定程度恢复时，就应该进行利用与促进，经常使用患肢完成日常生活活动，使患侧功能不断完善，从而提高自身的日常生活能力。

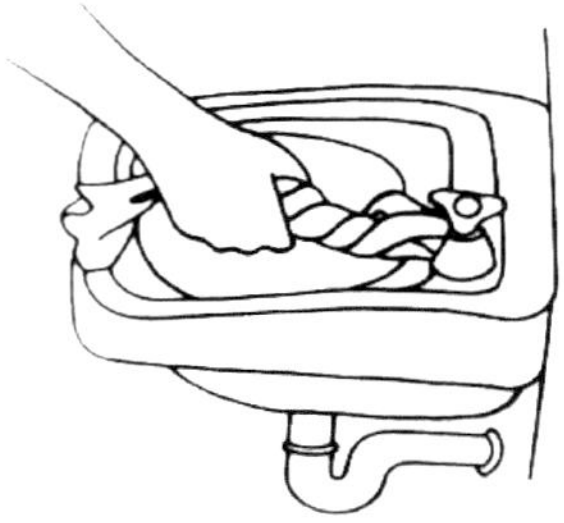

洗脸：将毛巾绕在水龙头上，用健手将其拧干。健手将毛巾缠绕于患手，健手握住患侧手腕进行洗脸。

梳头：健手将带柄头梳放在患手上，健手握住患侧手腕进行梳头。

进食：吸盘碗底座吸附于桌面，患手借助带柄汤勺或筷子，健手握住患侧手腕将汤勺或筷子送入口中。

喝水：患手借助带柄水杯，健手握住患侧手腕将水杯浅口送入口中。

中风莫慌张，
自理我可以

自己能做的事自己努力去做，再好的医生、再好的护士、再好的治疗师都是战胜疾病的外部条件，要早日康复还需您的不懈努力，坚持锻炼，持之以恒才是战胜疾病的关键！中风莫慌张，自理我可以，我们与您携手共进。

视频目录

主要参考书目

陈立典 . 2016. 康复护理学 [M]. 北京 : 中国中医药出版社 .

关风光 . 2017. 中风患者自我管理手册 [M]. 北京 : 科学出版社 .

国家卫生健康委员会脑卒中防治工程委员会神经影像专业委员会 , 中华医学会放射学分会神经学组 . 2019. 脑血管病影像规范化应用中国指南 2019[J]. 中华放射学杂志, 53(11): 916-940.

盛芝仁 . 2019. 康复护理专科实践 [M]. 北京 : 人民卫生出版社 .

王陇德 , 毛群安 , 张宗久 , 等 . 2019. 我国脑卒中防治仍面临巨大挑战 :《中国脑卒中防治报告 2018》概要 [J]. 中国循环杂志 ,34(2):109-115.

赵红佳，关风光 . 2013. 临床常见病辨证施护 [M]. 北京 : 科学出版社 .

中国卒中学会 , 中国卒中学会神经介入分会 , 中华预防医学会卒中预防与控制专业委员会介入学组 . 2018. 急性缺血性卒中血管内治疗中国指南 2018[J]. 中国卒中杂志 , 13(7): 706-729.

中国老年医学学会急诊医学分会，中华医学会急诊医学分会卒中学组，中国卒中学会急救医学分会 . 2018. 急性缺血性脑卒中急诊急救中国专家共识（2018 版）[J]. 中华急诊医学杂志 ,27(7): 721-728.

中国营养学会 . 2016. 中国居民膳食指南 2016[M]. 北京 : 人民卫生出版社 ,11.

中华医学会神经病学分会 , 中华医学会神经病学分会脑血管病学组 . 2018. 中国急性缺血性脑卒中诊治指南 2018[J]. 中华神经科杂志 , 51(9):666-682.